Adelgaza sentado

El editor no se responsabiliza de la eficacia y seguridad de la información científica, sanitaria, psicológica, dietética y alimentaria que se ofrece en este libro. Cada persona debe valorarla con sentido común y contrastar toda la información necesaria con especialistas. En caso de duda a la hora de realizar cualquier ejercicio físico, le recomendamos que consulte a su médico.

Primera edición: noviembre de 2024
Título original: *1nichi 1ppun! Suwatta mama de OK! Zurui fukkin* by Koichi Hoshino
Original Japanese edition published by ASA Publishing Co., Ltd.
Spanish edition published by arrangement with ASA Publishing Co., Ltd., Tokyo, through Digital Catapult Inc
All rights reserved.

© Koichi Hoshino, 2023
© de la traducción, Makoto Morinaga, 2024
© de esta edición, Futurbox Project S. L., 2024
Todos los derechos reservados.
Esta edición se ha publicado mediante acuerdo con ASA Publishing Co., Ltd., Tokio, a través de Digital Catapult Inc.

Ilustraciones: Sachiko Watanabe
Modelo: Yurika Miyashita
Fotografía: Shashinbiyori Photo Studio

Diseño de cubierta: Taller de los Libros
Corrección: Gemma Benavent

Publicado por Kitsune Books
C/ Roger de Flor n.º 49, escalera B, entresuelo, despacho 10
08013, Barcelona
www.kitsunebooks.org

ISBN: 978-84-10164-29-1
THEMA: VFMG1
Depósito legal: B 18761-2024
Preimpresión: Taller de los Libros
Impresión y encuadernación: Grafilur
Impreso en España – *Printed in Spain*

KOICHI HOSHINO

ADELGAZA SENTADO

Logra tu cintura ideal
con solo un minuto al día

TRADUCCIÓN DE
Makoto Morinaga

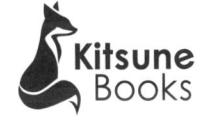

Kitsune Books

ÍNDICE

Parte 1

Parte 2

Parte 3

Parte 4

Apéndice

"¡Solo necesitas dedicar 1 minuto al día!"

"Harás los ejercicios sentada en una silla."

ESTA RUTINA ES MUY

¡TANTO QUE TE PARECERÁ MENTIRA!

Notarás, entre otros muchos beneficios:

MEJORA DE TU CAPACIDAD RESPIRATORIA

MEJORA DE TU FORMA FÍSICA

> No importa si el deporte no es tu fuerte.

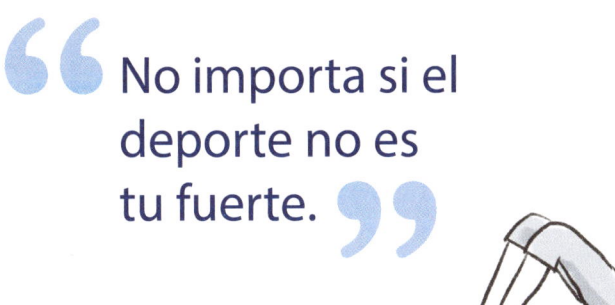

> ¡Son ejercicios aptos para personas de todas las edades!

SENCILLA Y EFICAZ

MEJOR POSTURA CORPORAL

UNA ESPALDA ESBELTA

Consigue una cintura definida

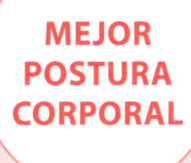

3 CARACTERÍSTICAS
PRINCIPALES

DE ESTA RUTINA

1

¡Tan solo necesitas 1 minuto al día!

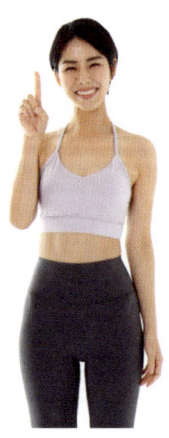

Puede que te parezca mentira, pero es totalmente cierto: solo necesitas hacer una serie de ejercicios, que te llevarán nada más y nada menos que 1 minuto al día, para moldear tu cuerpo. Por ello es la rutina de ejercicio ideal para quienes tienen muy poco tiempo o les cuesta ponerse a dieta y hacer algo de actividad física. Una vez te acostumbres al ejercicio básico, podrás incrementar el número de series, pero tampoco pasa nada si no lo haces, pues igualmente definirás tu cintura mientras le sigas dedicando un minuto al día. Esta es, sin duda, la característica más destacable de esta rutina.

2

¡Los ejercicios se hacen sentada!

Así es, trabajarás tus abdominales con la ayuda de una silla. Si eres de esas personas que sufren dolores en el cuello y la espalda al realizar los abdominales clásicos, esta es la rutina perfecta para ti, pues no requiere de un gran esfuerzo físico. De hecho, esa es precisamente otra de las características de esta rutina: puedes realizarla en cualquier momento a lo largo del día, siempre y cuando estés sentada.

3

¡No necesitas estar en forma!

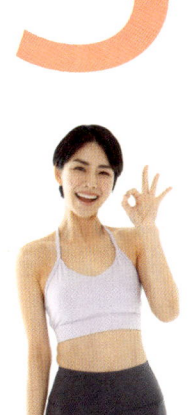

Los abdominales clásicos requieren de un buen tono abdominal para llevarlos a cabo, por lo que suelen ser difíciles de hacer para quienes no están en forma. En cambio, los ejercicios de este plan de entrenamiento están pensados para que trabajes los músculos con eficacia sin necesidad de tener unos abdominales fuertes, pues solo deberás realizar unos sencillos movimientos con la parte superior del cuerpo acompañados de ejercicios de respiración. Cualquiera puede ponerlos en práctica, da igual la edad que tengas o tu condición física.

EJERCICIO BÁSICO

¡Veamos cómo puedes hacer abdominales sentada!

Solo necesitas una silla. No importa cómo sea, siempre y cuando sea lo bastante alta para que tus muslos queden en paralelo al suelo, con las rodillas flexionadas formando un ángulo recto. Para una mayor comodidad, puedes optar por usar un taburete, sin respaldo ni reposabrazos.

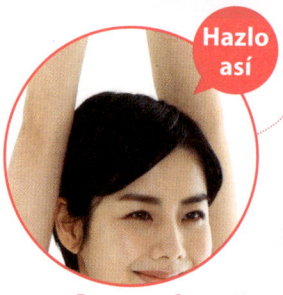

Hazlo así

Pega con fuerza los brazos a la cabeza.

Postura

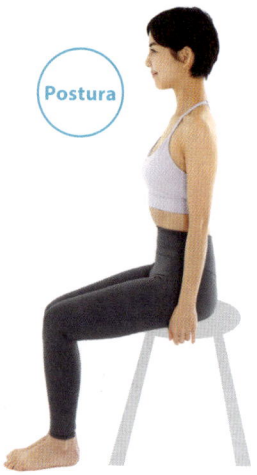

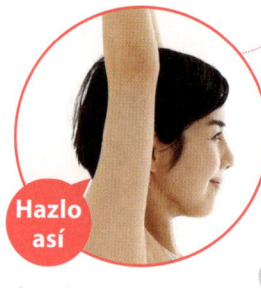

Hazlo así

Coloca los brazos un poco por detrás de las orejas.

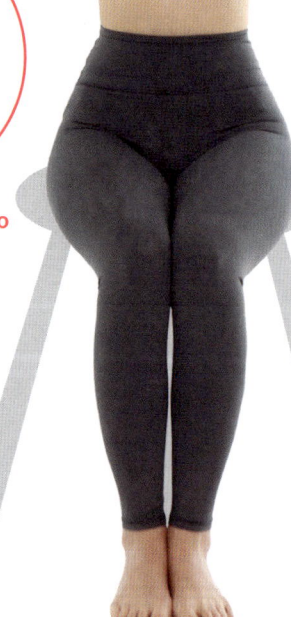

1

Siéntate con los pies juntos y mantén la espalda recta.

Estira los brazos hacia arriba y junta las palmas por encima de la cabeza mientras inhalas por la nariz y tensas el abdomen.

* Puede que sientas una ligera tensión entre la espalda y la cadera.

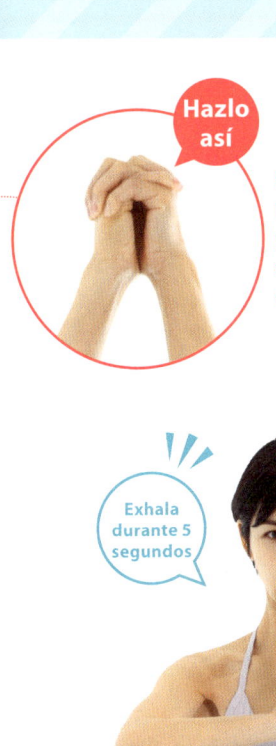

Hazlo así

Si te cuesta mantener las palmas juntas, entrelaza los dedos.

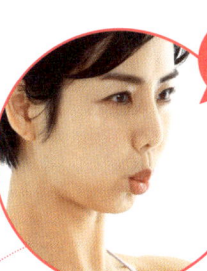

Hazlo así

Hincha los mofletes al exhalar.

Exhala durante 5 segundos

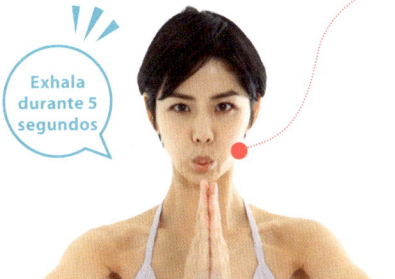

Hazlo así

Flexiona los codos en ángulo recto para que los antebrazos queden en paralelo al suelo. ¡No dejes caer los codos!

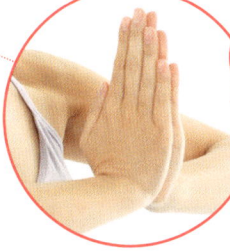

Hazlo así

Ejerce tanta fuerza como puedas con las manos.

2

Exhala por la boca durante 5 segundos, infla las mejillas y expande el abdomen mientras bajas lentamente las manos hasta que estén a la altura de tu pecho.

*Puede que sientas una ligera tensión entre el pecho y los costados.

Repite 6 veces los pasos 1 y 2.

➤ Ve a la página 46 para saber por qué la respiración es tan importante durante los ejercicios.
➤ En la página 73 hay un código QR con vídeos explicativos en japonés de los ejercicios.

ANTES

Sra. F.

(40 años)

«Apenas he hecho ejercicio en estos últimos diez años. Después de quedarme embarazada, mi dolor de espalda se volvió crónico y sufría de espasmos lumbares, así que intenté perder algo de peso haciendo régimen, pero solo sirvió para que perdiera masa muscular y estuviera destemplada constantemente. Sin embargo, desde que comencé a hacer estos abdominales, desapareció el dolor de espalda que pensé que me atormentaría de por vida, ¡incluso puedo subir las escaleras al trote! Ahora que me he puesto en forma, me siento mejor anímicamente y puedo afrontar el día a día con más energía».

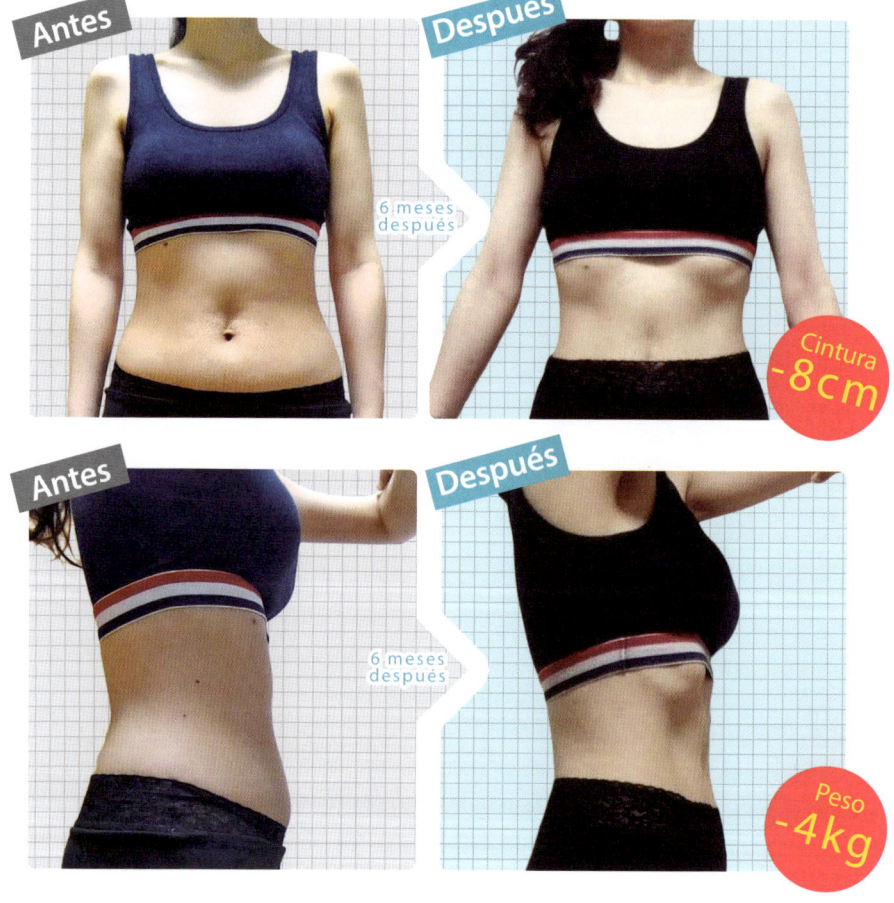

Antes

Después

6 meses después

Cintura
-8cm

Antes

Después

6 meses después

Peso
-4kg

DESPUÉS

«Desde que cumplí los cincuenta, me resulta tan difícil perder peso, aunque me ponga a régimen, que ya me había hecho a la idea de que no podría adelgazar. Cuando descubrí este plan de entrenamiento pensé que no era para mí porque era incapaz de hacer abdominales, pero, después de probarlo, descubrí que sí podía seguirlo. Al principio me mostré un poco escéptica porque no sabía si estos ejercicios me ayudarían realmente a reducir el abdomen, pero con el tiempo, y para mi sorpresa, noté que se aplanaba y mi bajo vientre, que es la zona más problemática en mi caso, también se reducía».

Sra. S.

(50 años)

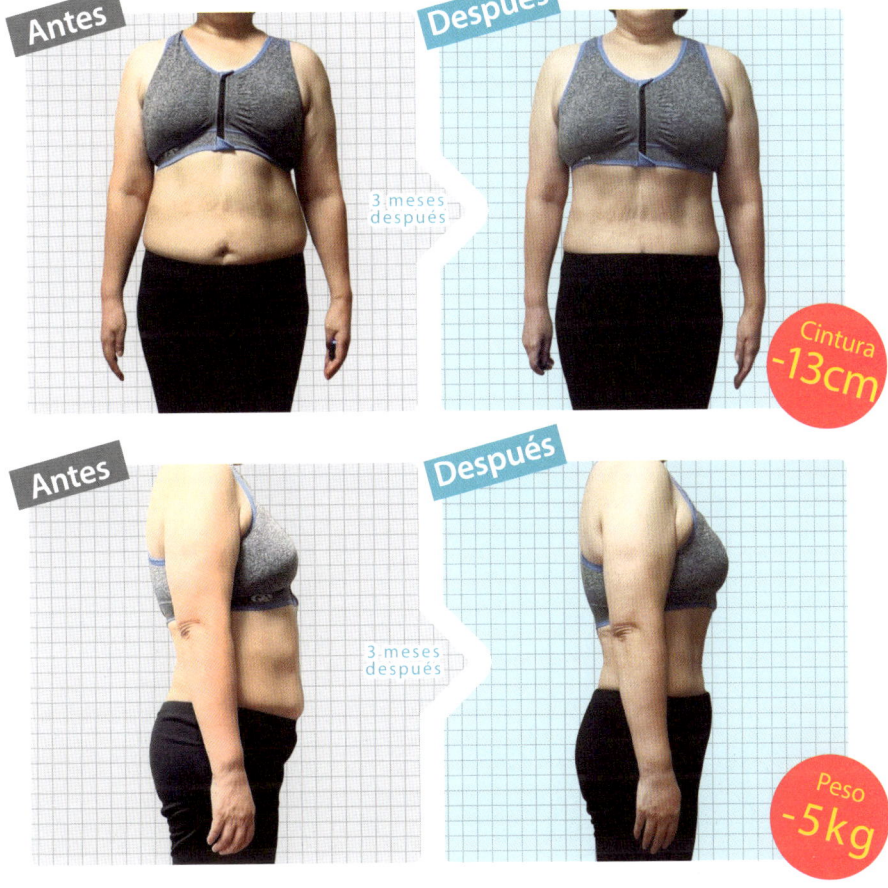

Antes

Después

3 meses después

Cintura
-13cm

Antes

Después

3 meses después

Peso
-5kg

17

ANTES

Sra. R.

(En sus 60)

«Desde que empecé con esta rutina, noté que mi abdomen se reducía paulatinamente, pero era tan gradual que resultaba casi imperceptible. Un día, se me ocurrió probarme una falda y menuda sorpresa me llevé al comprobar que podía ponérmela ¡después de más de treinta años sin hacerlo! A estas alturas, ya se me notan hasta los abdominales».

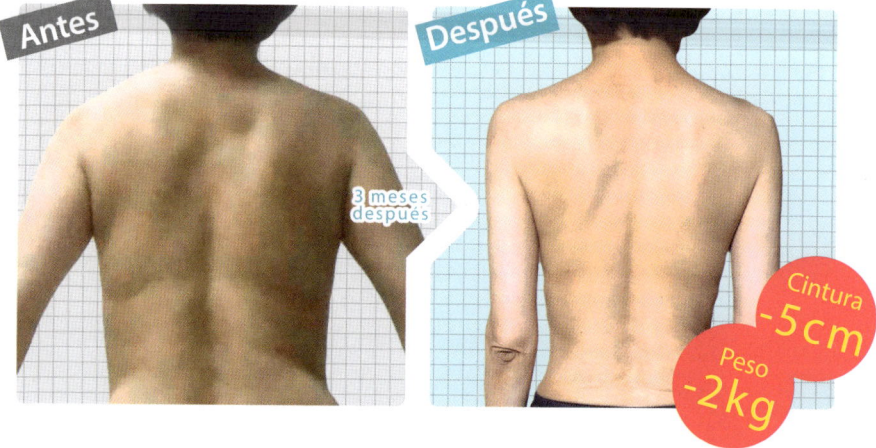

Antes

Después

3 meses después

Cintura
-5 cm

Peso
-2 kg

Sra. M.

(En sus 50)

«No era muy deportista y estaba muy agarrotada físicamente, por lo que tuve que llevar un corsé ortopédico durante mucho tiempo para paliar los dolores en la zona lumbar. Gracias a estos ejercicios, aptos incluso para mí, he desarrollado mi propio corsé abdominal y por fin me he deshecho del ortopédico. Estoy más que satisfecha con los cambios físicos que he logrado».

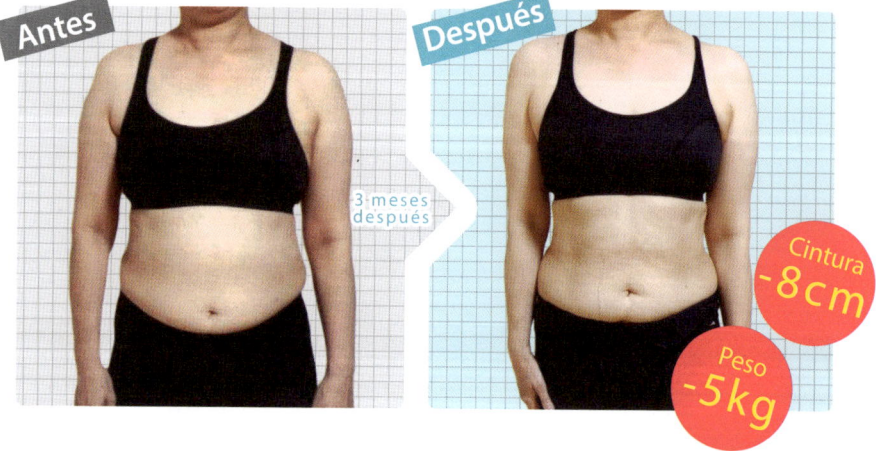

Antes

Después

3 meses después

Cintura
-8 cm

Peso
-5 kg

DESPUÉS

Sra. N.

(En sus 50)

«Uno de los cambios que más he notado desde que empecé con esta rutina es que ya no sufro de estreñimiento ni de dolores de espalda. Antes, podía pasarme hasta una semana sin ir de vientre, pero ahora voy al baño con más regularidad. En cuanto a la espalda, he mejorado considerablemente. Solía ir tres veces a la semana al fisio porque el dolor era insoportable. Por suerte, ahora voy mucho menos, solo de vez en cuando para relajarme. Continuaré con esta rutina para definir todavía más mi cintura y fortalecer mis músculos».

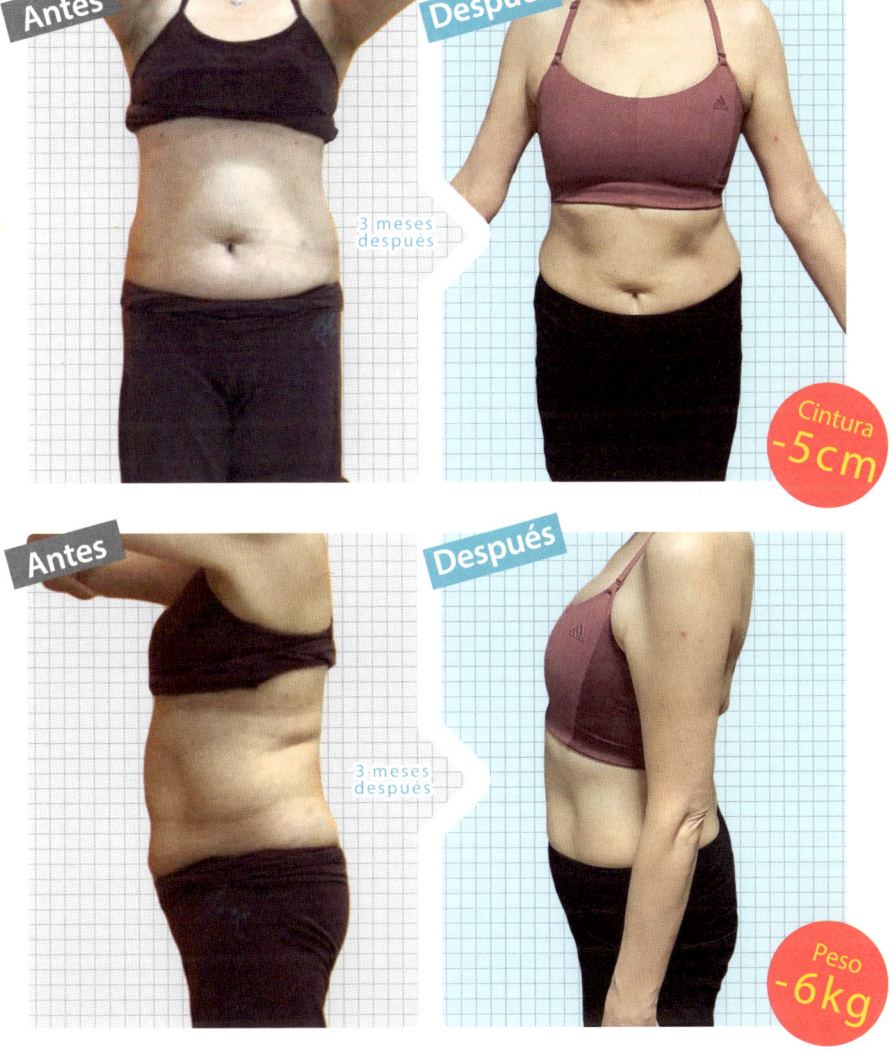

Antes — Después

3 meses después

Cintura -5 cm

Antes — Después

3 meses después

Peso -6 kg

Introducción

¿Te gusta cómo te ves físicamente?

Poca gente responde a esa pregunta de forma afirmativa, pues muchas personas pensarán en los kilos que les sobran aquí y allá, en que tienen una cintura poco o nada definida, un bajo vientre flácido o que el abdomen les sobresale.

Pero ¿por qué no hacen nada para cambiarlo si quieren verse diferentes? Pues porque saben que reducir el abdomen requiere de mucho esfuerzo. Si para conseguir un vientre plano tienes que hacer abdominales, actividad física diaria y seguir una dieta durante un periodo prolongado, es normal que te desmoralices y abandones la idea.

¿Y si fuera mucho más fácil de lo que crees? ¿Y si pudieras conseguir la cintura y el abdomen que siempre has deseado dedicando un minuto al día a hacer ejercicio sentada en una silla? Pues estás de suerte porque ¡con este plan de entrenamiento lo conseguirás!

Durante veintinueve años, he ayudado a más de 200 000 pacientes a aliviar sus problemas de salud como acupuntor y quiropráctico, además de que llevo más de veinticinco años siguiendo un riguroso entrenamiento físico.

Gracias a la experiencia y los conocimientos que he adquirido con los años, ahora puedo dedicarme a mis labores como asesor físico, enseñando y dando a conocer al mayor número de personas posible esta modalidad de entrenamiento original, sencilla y eficaz para que conozcan la alegría y el placer que reporta la actividad física.

Mi esposa me hizo un comentario que me llevó a crear este plan de entrenamiento:

«Si hubiera unos ejercicios que fueran eficaces de verdad y con los que pudiera ponerme en forma y definir la cintura, los haría».

Por aquel entonces, pensaba que esos ejercicios milagrosos no existían y que era imposible gozar de una buena salud y forma si uno no se ponía a régimen ni hacía ejercicio.

Hacía poco que me había recuperado de una hernia discal gracias al entrenamiento físico, lo cual me ayudó a ponerme más en forma, así que pensé: «Si esa rutina de ejercicios no existe, ¡la crearé yo mismo!».

Con mis años de experiencia haciendo deporte y los conocimientos médicos que poseía como base, logré diseñar una rutina de ejercicios sencilla, eficaz y apta para todo el mundo. Así nació el programa de abdominales para adelgazar sentada que tienes entre las manos. La primera persona en probarla fue mi mujer y los resultados no se hicieron esperar: en tres meses, había reducido 6 cm de cintura. Físicamente, parecía otra persona.

Ahora, a mi esposa le encanta hacer ejercicio, aunque antes lo detestaba, y se ha animado a practicar otros deportes, como el montañismo y salir a correr, por la notable mejora que experimentó su tono muscular. Su salud también ha mejorado, pues rara vez cae enferma; es más, ¡está ganando vitalidad con el paso de los años!

Desde entonces, he compartido estos ejercicios con mucha gente. Mis alumnas y alumnos han experimentado los mismos cambios y beneficios en sus cuerpos que mi mujer: una cintura más definida, una espalda más esbelta y una mayor fortaleza física.

Conseguir unos abdominales firmes y una cintura definida no es difícil ni debe suponer un suplicio. En un par de meses, puedes reducir hasta 10 cm de cintura dedicando tan solo un minuto al día y desde la comodidad de una silla. Esta rutina es perfecta para todas aquellas personas que deseen perder peso, aunque no tengan una buena forma física, no les guste el deporte o sean incapaces de hacer abdominales. Son ejercicios fáciles de realizar, livianos y los resultados que obtendrás compensarán el esfuerzo dedicado.

Espero que tú también te animes a probarlos y obtengas el cuerpo que siempre quisiste tener.

Koichi Hoshino

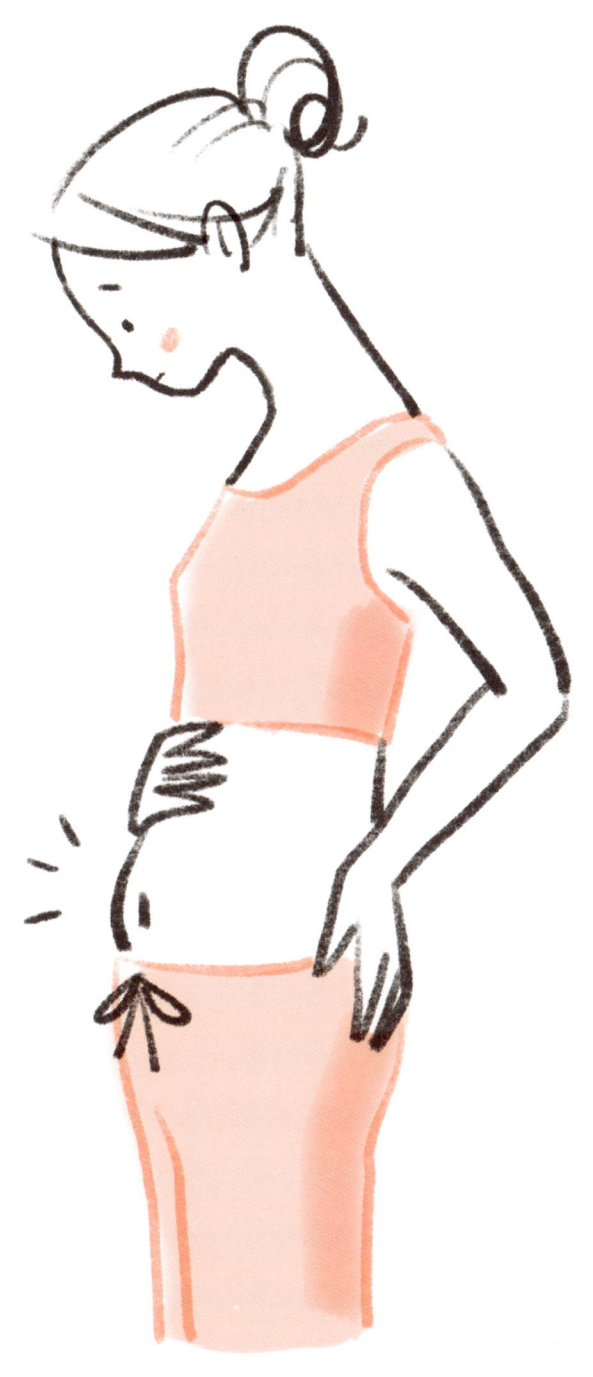

Modelo	Yurika Miyashita
Fotografía	Shashin Biyori
Ilustración	Sachiko Watanabe
Diseño	Yoshihiro Noguchi
Colaboradores	Dream Maker S. L.

*«Adelgaza sentado» es una marca registrada.

Parte

1

¿QUÉ PUEDE HACER ESTE PLAN DE ENTRENAMIENTO POR TI?

Tonificar o adelgazar, esa es la cuestión

Voy a hacerte una pregunta: ¿conoces la diferencia entre tonificar y adelgazar? Se parecen, pero no significan ni son lo mismo. Nos referimos a que un cuerpo se considera tonificado cuando está en forma y los tejidos no están flácidos, y ese es el matiz que lo distingue del concepto de adelgazar.

Cuando se deja de hacer ejercicio, los músculos se destensan y ceden a la gravedad, que da lugar a lo que conocemos como flacidez. La actividad física estimula los músculos y frena su aparición, pues ayuda a mantenerlos en su lugar. A eso nos referimos cuando hablamos de tonificar.

Por otra parte, el término adelgazar implica una reducción del porcentaje de grasa corporal, aunque eso no tiene por qué conllevar una pérdida de peso. Las dietas con restricciones alimentarias extremas consiguen una pérdida de peso muy rápida, pero también provocan la quema y reducción del tejido muscular, lo que acaba provocando un efecto rebote en poco tiempo.

En resumidas cuentas: no se puede perder peso sin tonificar el cuerpo. Primero hay que tonificar los abdominales y demás músculos flácidos para devolverles su firmeza, y la forma más rápida de conseguirlo es mediante esta rutina. Además, las pautas de respiración te servirán para incrementar el metabolismo basal.

Este plan de entrenamiento está diseñado para cumplir con dos retos: que cualquier persona consiga sin apenas esfuerzo trabajar y desarrollar su musculatura a la par que incrementa el metabolismo.

La flacidez del abdomen, el eterno rival

Una conocida empresa de bebidas realizó una encuesta en la que preguntó a sus participantes qué parte de su cuerpo les gustaba menos y la respuesta mayoritaria, tanto en hombres como mujeres, fue el abdomen.

¿Por qué somos propensos a presentar flacidez en esa zona? El motivo es muy sencillo. El abdomen es la única parte del cuerpo que no está protegida por ningún hueso. Al no contar con un armazón óseo, los abdominales son los encargados de proteger los órganos internos. Sin ellos, los órganos internos sufrirían innumerables contusiones y quedarían expuestos al frío.

Por ello, los abdominales protegen los órganos internos acumulando grasa. Las mujeres son más propensas a ello que los hombres porque son más sensibles al frío y su cuerpo busca dotar al útero, ubicado en el bajo vientre, de una barrera de lípidos que lo proteja.

La única forma de evitar que se acumule grasa en la zona abdominal es trabajando los músculos del abdomen. Al tonificarlos, reduces la grasa abdominal, con la consecuente pérdida de peso. Ahora que lo sabes, seguro que estás deseando empezar a trabajar tus abdominales, ¿verdad?

¿Qué diferencia estos ejercicios de los abdominales tradicionales?

Aunque te repitan una y otra vez que debes centrarte en trabajar los abdominales, eso no quita que lo pases mal haciéndolo, ¿verdad? Por lo general, cuando hablamos de hacer abdominales, la gente suele imaginarse el mismo ejercicio duro y exigente: tumbado bocarriba en el suelo, con las rodillas flexionadas, los pies apoyados en el suelo, las manos detrás de la cabeza y elevando la parte superior del tronco hacia las rodillas.

Para ser capaz de realizar ese ejercicio necesitas tener unos abdominales fuertes; de lo contrario, no podrás realizar ninguno. Además, podrías lesionarte el cuello o la espalda por el sobreesfuerzo muscular. Esto es como la pescadilla que se muerde la cola: quieres trabajar tus abdominales, pero no puedes porque no los has fortalecido. Y todo por querer empezar la casa por el tejado.

Los ejercicios de esta rutina requieren de muy poca fuerza abdominal.

Están pensados para que cualquiera los realice. Solo tienes que sentarte en una silla y ejecutar una serie de movimientos muy sencillos, acompasados con la respiración, para fortalecer los abdominales y conseguir un vientre plano. La rutina es tan sencilla y eficaz que los más sorprendidos siempre son quienes habían intentado hacer abdominales convencionales antes. Estos ejercicios no tienen complicación alguna.

Solo con dedicarles 1 minuto al día, lograrás reducir hasta 10 cm de cintura, con lo que conseguirás un vientre plano e innumerables beneficios adicionales, entre los que destacan una espalda más definida y esbelta y la corrección de las desviaciones posturales.

Los abdominales del plan de entrenamiento son lo que estabas buscando si deseas ponerte en forma y los abdominales tradicionales se te han atragantado. Únete al club de las personas que se han sorprendido al comprobar lo increíblemente fáciles y eficaces que son.

Una cintura definida al alcance de tu mano

¿Alguna vez te has preguntado por qué motivo, por muchos abdominales que hagas, es como si no hicieras nada? La razón es muy sencilla: los abdominales clásicos no te proporcionarán la cintura definida y el vientre plano que buscas porque son un ejercicio orientado a trabajar los músculos superficiales del abdomen.

Al sobreentrenar los músculos superficiales del abdomen, estos ganan grosor, lo que hace que el vientre se abulte en lugar de tensarse y aplanarse. Para tener una cintura bien definida es importante entrenar tanto los músculos superficiales como los internos.

Los ejercicios de este programa combinan una serie de movimientos del tren superior con una técnica de respiración única, por lo que estimularás los músculos superficiales e internos a la vez. Como resultado, obtendrás una cintura definida en muy poco tiempo. Es más, tras la primera sesión, tu cintura se reducirá entre 1 y 3 cm; pero es un efecto temporal, por lo que debes continuar entrenando día tras día para afianzar y definir la cintura y el abdomen que tanto deseas conseguir.

Dormir bien, una asignatura pendiente

¿Sabías que los japoneses duermen de media una hora menos que el resto del mundo?

Dormir es bueno para la salud, pero parece que son pocos los que entienden el papel tan relevante que juega el sueño a la hora de acercarnos a nuestros objetivos físicos cuando estamos entrenando. Un buen descanso es importantísimo si se desea perder peso y estar en buena forma.

Según un estudio sobre la relación entre el sueño y la obesidad realizado por la Universidad de Columbia, las personas que duermen 5 horas tienen un 50 % más de probabilidades de sufrir obesidad que las que duermen entre 7 y 9 horas, y las que duermen 4 horas, un 73 %. Cuando dormimos poco o trasnochamos, segregamos menos leptina, la hormona supresora del apetito, y aumentan los niveles de grelina, la hormona que estimula el apetito. A esto se le añade que dormir poco hace que produzcamos menos hormona del crecimiento, que se libera mientras dormimos y es la encargada de descomponer los triglicéridos, incrementar la masa muscular y acelerar el metabolismo.

Todo esto son motivos por los que dormir poco aumenta las probabilidades de subir de peso y nos alejan de nuestro cuerpo ideal. Sin duda alguna, el ejercicio y una dieta equilibrada son importantes para estar en forma y gozar de buena salud, pero también lo es descansar debidamente.

Parte **2**

BENEFICIOS MÁS ALLÁ DEL FÍSICO

Mejora tu salud trabajando los abdominales

El principal beneficio de ejercitar los abdominales, y el más destacado, es lograr una cintura definida y un vientre plano, pero también ayuda a:

1. Fortalecer los músculos del tronco.
2. Corregir la espalda encorvada.
3. Reducir la tensión de los hombros y el dolor lumbar.
4. Adelgazar.
5. Fortalecer los músculos implicados en la respiración.
6. Mejorar la circulación.

Podrás disfrutar de estos seis beneficios adicionales con el plan de entrenamiento de este libro gracias a la incorporación de unas pautas concretas de respiración durante los movimientos del tren superior. Y, además, ¡acabarás con el cansancio de una vez por todas!

Los músculos de la zona abdominal se encuentran en el tronco, la parte central del cuerpo, por lo que se ven implicados en la inmensa mayoría de acciones de nuestro día a día, como estar de pie, sentarnos, caminar o correr. Al fortalecer los músculos de la zona abdominal, serás capaz de realizar estas acciones con mayor facilidad y fluidez, por lo que te cansarás mucho menos. Caminar, correr, nadar, escalar… Todo te resultará sorprendentemente sencillo una vez hayas fortalecido los abdominales.

Profundicemos, pues, en estos seis beneficios.

Beneficio 1

Fortalecer los músculos del tronco

Este plan de entrenamiento se centra en fortalecer los músculos del tronco. El tronco, también llamado torso, es la parte del cuerpo que comprende el pecho, el abdomen, la espalda y la zona lumbar.

Para definir la cintura y conseguir un vientre plano no basta con entrenar los abdominales; también se deben ejercitar la espalda y la zona lumbar. Estos ejercicios te permiten trabajar los músculos anteriores y posteriores del tronco, de forma que puedas fortalecer toda la musculatura y redefinir el abdomen.

Trabaja todos los músculos del tronco

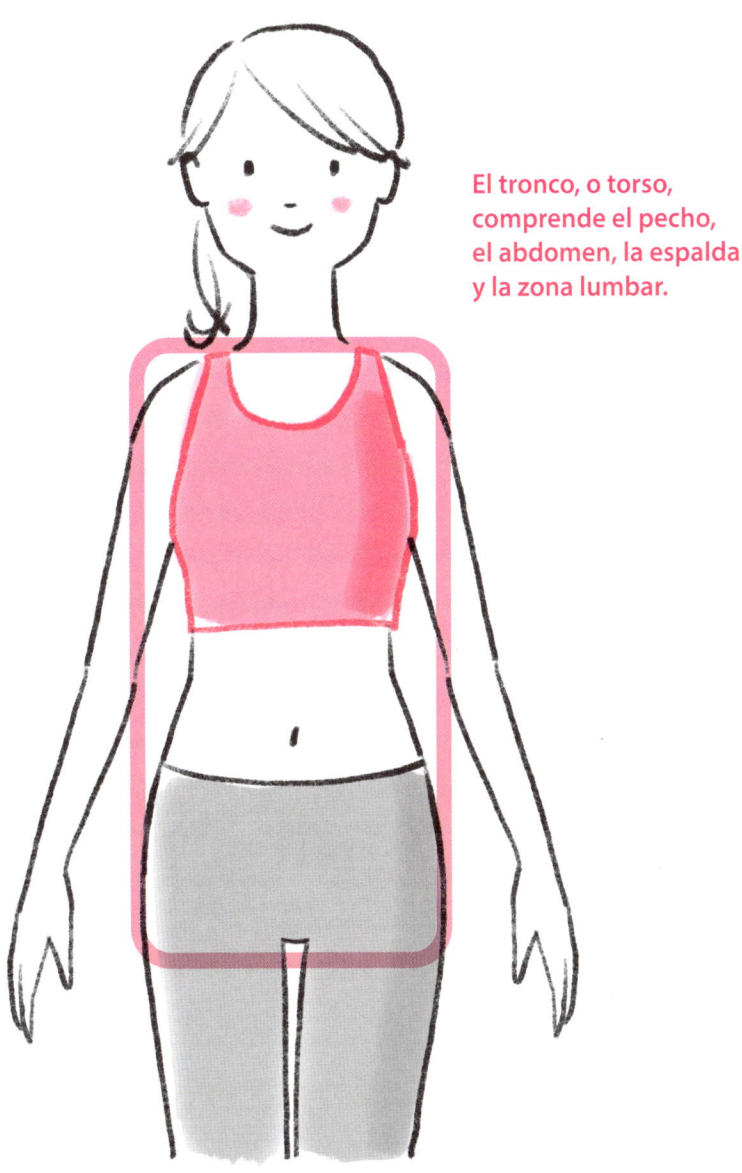

El tronco, o torso, comprende el pecho, el abdomen, la espalda y la zona lumbar.

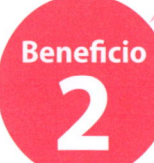

Beneficio
2

Corregir la espalda encorvada

A lo largo del día, pasamos mucho tiempo encorvados hacia delante, ya sea porque estamos delante de la pantalla del teléfono móvil, el ordenador, o porque trabajamos sentados. Sin ser conscientes de ello, dicha postura puede conllevar que se nos encorve la espalda y se nos debiliten los músculos del tronco.

A medida que estos pierden fuerza, la espalda se curva cada vez más, lo que da comienzo a un círculo vicioso del que es muy difícil salir. En los casos más graves, puede llegar incluso a provocar lo que se denomina comúnmente como síndrome del *tech-neck,* que consiste en la pérdida o reducción de la curvatura normal de las vértebras cervicales.

La hipercifosis dorsal también se asocia a una respiración más superficial, tensión en los hombros, dolor lumbar, trastornos del sistema nervioso autónomo y disminución del metabolismo, por no mencionar la tendencia a cansarse antes y el deterioro físico. Como ves, una espalda encorvada puede ser muy perjudicial para el cuerpo y la salud.

Por suerte, una espalda encorvada se puede corregir mediante los ejercicios que encontrarás en este libro. Durante cada uno, levanta los brazos todo lo que puedas, estira la espalda y respira profundamente para que la columna recupere sus curvas naturales y fortalezcas los músculos que la ayudan a mantenerse erguida.

Con el paso del tiempo, los ejercicios reforzarán la musculatura del tronco, lo que te ayudará a recuperar la flexibilidad en la espalda y a corregir la hipercifosis. Sentirás cómo desaparecen la tensión, la rigidez y la debilidad muscular.

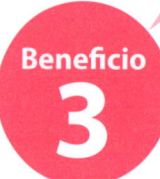

Beneficio **3**

Reducir la tensión de los hombros y el dolor lumbar

Una de las principales causas de la tensión en los hombros se debe a la adherencia muscular de los omóplatos.

Cuando se pasa mucho tiempo con los hombros caídos, es decir, echado hacia delante, los músculos del cuello, los hombros y la espalda se tensan, y eso provoca, a su vez, que las escápulas se peguen a los músculos de la espalda. Como consecuencia, la espalda pierde flexibilidad, empiezas a sentir dolor en los hombros y en la cabeza, se te entumecen los brazos y sufres de fatiga visual.

Es difícil, por no decir imposible, poner remedio a los síntomas mediante fármacos o masajes; la única solución para acabar con ellos es tratar la adhesión muscular. En esta rutina, ejercitarás los omóplatos durante las secuencias de movilidad, con lo que ampliarás enormemente su rango de movimiento y, con el tiempo, podrás corregir la adhesión, además de mejorar la circulación en el cuello y los hombros y acabar de raíz con la tensión acumulada.

Los dolores de espalda suelen ser síntoma de debilidad muscular en la zona lumbar y abdominal, lo que hace que el cuerpo sea incapaz de sostenerse por sí mismo.

Cuando una persona pasa mucho tiempo sentada o de pie, los músculos de la zona lumbar se fatigan, se tensan y pierden flexibilidad. Si no se le pone algún remedio, los músculos irán debilitándose y atrofiándose cada vez más. En los casos más extremos, los músculos son incapaces de soportar el peso de la parte superior del cuerpo o de amortiguar el impacto de los pies al caminar, lo que provoca un intenso dolor.

Si no se trata a tiempo, la carga acaba recayendo en las vértebras lumbares, y eso puede derivar en hernias discales o estenosis espinal. En algunos casos, podría requerir incluso de cirugía.

Tal y como se menciona en la página 37, los ejercicios de esta rutina buscan fortalecer los músculos del tronco, por lo que sirven para aliviar el dolor de espalda. De hecho, son muchas las personas que descubrieron que poniéndolos en práctica todos los días, aliviaban el dolor o, en el mejor de los casos, este desaparecía.

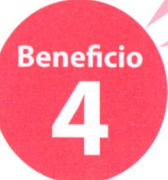

Beneficio
4

Adelgazar

Estar delgado es sinónimo de tener un buen metabolismo basal. Un metabolismo basal alto, es decir, la energía que consumes estando en reposo, te permite adelgazar con mayor facilidad.

Cuando uno es joven, le resulta más difícil engordar incluso llevando una mala alimentación, y puede perder peso haciendo un poco de ejercicio y comiendo bien un par de días, algo que es factible cuando se cuenta con un metabolismo basal alto.

Para incrementarlo solo tienes que:

- Aumentar la masa muscular.
- Mejorar la flexibilidad.
- Realizar respiraciones profundas.

Si bien los ejercicios de esta rutina se centran en la parte superior del cuerpo, cumplen estos tres requisitos. Hablemos de cada uno de ellos para que conozcas su relación con el metabolismo basal.

En primer lugar, tenemos la masa muscular. Esta rutina trabaja la musculatura del tronco y los brazos, zonas en las que se concentra un porcentaje bastante alto de la masa muscular total del cuerpo, por lo que aumentarás la masa muscular lo justo y necesario para incrementar el metabolismo basal.

El segundo aspecto a trabajar es la flexibilidad, donde los omóplatos serán los grandes protagonistas. Entre las escápulas se encuentra el denominado tejido adiposo marrón, encargado de quemar grasa y producir energía, por lo que una mayor amplitud en el rango de movimiento de los omóplatos facilitará la pérdida de peso por la estimulación de estas células mediante el movimiento.

Esto significa que, aunque solo trabajemos la musculatura del tren superior, conseguiremos quemar grasa y obtener unos resultados satisfactorios.

Por último, tenemos la respiración. Para quemar grasa se necesita oxígeno. Por tanto, tienes que oxigenar bien el cuerpo inhalando profundamente y exhalando con fuerza.

Los ejercicios de esta rutina aumentan la masa muscular, mejoran la flexibilidad y trabajan las respiraciones profundas, lo que produce un incremento del metabolismo basal y, por tanto, facilita la quema de grasa aun estando en reposo.

¿Qué necesitas para incrementar tu metabolismo basal?

Respira profundamente

Gana felixibilidad

Aumenta la masa muscular

Fortalecer los músculos implicados en la respiración

En el siguiente apartado profundizaremos un poco más en la importancia de la respiración, algo que ya hemos mencionado antes. La respiración durante los ejercicios es fundamental y puede considerarse en sí misma un tipo de entrenamiento, ya que fortalece los músculos implicados en ella, entre los que se encuentran: los abdominales, los pectorales, los dorsales y el diafragma.

A continuación, conocerás los beneficios a nivel estético y para la salud que te reportan el fortalecimiento de estos músculos.

Unos niveles altos de oxígeno disminuyen el cansancio.

El oxígeno es imprescindible para que el organismo realice todas sus funciones.

Al trabajar los músculos involucrados en la respiración, el cuerpo absorbe más oxígeno y produce más energía. Por lo tanto, no solo estarás ejercitando los músculos, sino que los órganos y todo el cuerpo se verán beneficiados por la actividad física, pues te proporcionará una mayor vitalidad para afrontar el día a día.

Aumenta el rendimiento de los órganos.

Aunque no seamos conscientes de ello, los órganos también se fatigan. Estos ejercicios, junto con una respiración adecuada, ayudarán a relajar los músculos alrededor de estos, con lo que conseguirás un cuerpo más sano y en forma.

Regula el sistema nervioso autónomo.

Una mente sana es esencial para conseguir el físico perfecto. La inspiración y espiración ayudan a entrenar la mente y el cuerpo a la vez.

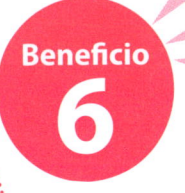

Mejorar la circulación

Aunque solo necesitas dedicar 1 minuto a esta rutina, descubrirás, como muchas otras personas, que tu circulación mejorará de forma considerable.

El movimiento de las escápulas y el abdomen, junto con la respiración, liberan la tensión de los músculos del tren superior y ayudan a que la sangre circule con más fluidez por el cuerpo. Esto se traduce en un aumento de la temperatura corporal y, según la persona, de la sudoración.

Cuando la circulación es deficiente, la sangre no llega a todas las células, lo que puede provocar ciertas dolencias, como cansancio, pesadez en las extremidades, sensibilidad al frío, un sistema inmune deficitario, obesidad y piel áspera, que muestran signos de mejora al reestablecerse la circulación.

Además de sentirte mejor físicamente, una circulación más fluida también te hará sentir mejor emocionalmente.

Como ves, la actividad física contribuye al desarrollo de la masa muscular y a la pérdida de grasa, pero también proporciona muchos otros beneficios estéticos y para la salud.

En las siguientes partes de este libro, repasaremos el ejercicio básico, que ya hemos explicado en las páginas 14 y 15, y presentaremos seis modalidades de abdominales todavía más eficaces.

Adelgaza con un buen baño

A la hora de asearse, mucha gente prefiere ducharse en vez de bañarse, pero, si me dan a elegir, yo soy de los que se decanta por darse un baño. Los baños favorecen la circulación, alivian el cansancio y ayudan a dormir mejor; pero esto no es todo lo que aportan.

El agua caliente aumenta la temperatura de la sangre y la presión del agua ayuda a que circule por el cuerpo, lo que acelera el metabolismo. En otras palabras, el mero hecho de habituarse a bañarse de vez en cuando fomenta la pérdida de peso.

Además, si antes de darte un baño haces algo de ejercicio, como la rutina que te presento en este libro, incrementarás todavía más el metabolismo. Yo lo hago todos los días antes de bañarme.

Otro aspecto a tener en cuenta es la duración del baño. Se dice que el tiempo ideal oscila entre los 10 y los 20 minutos, pero mi regla de oro es quedarme hasta que sude por la frente y, a ser posible, por la zona del cuello y los hombros, señal de que la sangre caliente ya circula por todo el cuerpo.

En cuanto a la temperatura ideal del agua, esta varía según la persona. Intenta que sea una temperatura agradable, entre los 38 y los 42 grados.

Ya sabes, a partir de ahora ¡báñate siempre que puedas para estimular el metabolismo!

Parte **3**

GUÍA DE EJERCICIOS

El secreto para sacar el máximo partido a este programa

¡Ha llegado el momento de hacer abdominales! En las páginas 14 y 15 hemos visto cómo se realiza el ejercicio básico de este plan de entrenamiento. Repasemos en qué consiste:

1 Estira los brazos hacia arriba y junta las palmas por encima de la cabeza mientras inhalas por la nariz y tensas el abdomen.

* Puede que sientas una ligera tensión entre la espalda y la cadera.

2 Exhala por la boca durante 5 segundos, inflando las mejillas y expandiendo el abdomen, mientras bajas las manos poco a poco hasta que estén a la altura del pecho.

* Puede que sientas una ligera tensión entre el pecho y los costados.

Repite 6 veces los pasos 1 y 2.

Puedes hacer estos abdominales cuando quieras. Realiza una serie (1 minuto) una vez al día.

Si bien es cierto que la secuencia de movimientos es importante, hay un aspecto que lo es todavía más: la respiración. Sin una respiración adecuada, los abdominales no surtirán efecto.

A continuación, hablaremos sobre las pautas respiratorias que debes seguir.

La técnica del globo torácico

Esta es, sin duda, la parte más importante de los ejercicios. He bautizado a esta forma concreta de respirar como técnica del globo torácico.

No es una exageración afirmar que la técnica del globo torácico es el pilar que sustenta este programa. De no ejecutarse de la forma adecuada, los ejercicios serán en vano. A continuación, encontrarás una descripción detallada de la misma.

Técnica del globo torácico

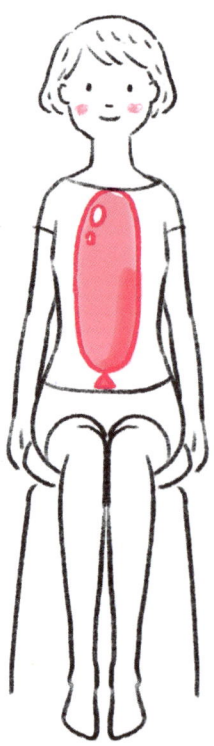

1

Imagina que tienes un globo grande y alargado en el interior de tu caja torácica.

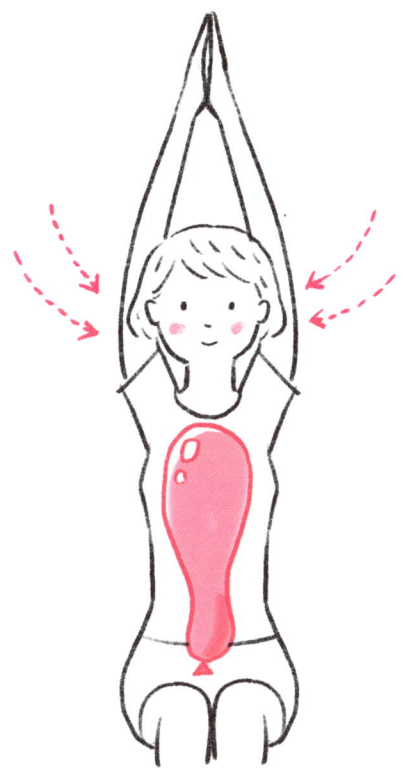

2

Al inspirar por la nariz y tensar el abdomen, imagina que aprietas la parte inferior del globo y llevas el aire a la parte superior del pecho.

3

Espira con fuerza por la boca ayudándote del abdomen, que se expande como si estuvieras inflando un globo.

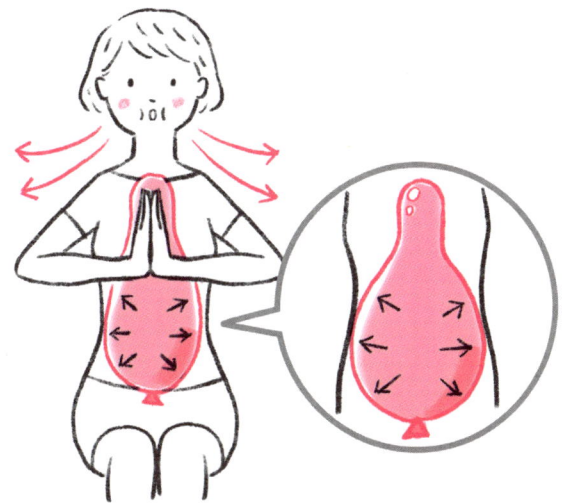

Al inspirar, tensas (desinflas) el abdomen, y al espirar, lo expandes (inflas). Dime, ¿te has dado cuenta? Seguro que sí. El movimiento del abdomen es justo el contrario de la respiración pulmonar.

La técnica del globo torácico no es una forma de respiración abdominal, sino un ejercicio en sí mismo, por lo que es importante que concentres parte de tu energía en el abdomen para acompañar los movimientos con la respiración.

A muchas mujeres les cuesta hacer fuerza con los abdominales, así que, si también es tu caso, ayúdate de la imagen mental del globo que se infla y desinfla para ejecutar los ejercicios correctamente. Si aun así te resulta difícil respirar aplicando esta técnica, practica colocando las manos sobre el vientre mientras te das un baño.

Es normal que te resulte difícil al principio, pues los movimientos del abdomen son opuestos al de la respiración pulmonar, pero no te preocupes, lo dominarás en poco tiempo.

La técnica de la respiración torácica es la clave de la efectividad de este programa, así que ¡dedícale todo el tiempo que necesites hasta dominarla por completo!

Qué hacer cuando
no sabes qué falla

Hay una manera de comprobar si estás realizando los ejercicios correctamente y es tan simple como medirte la cintura antes y después de la sesión de entrenamiento. Toma como referencia el ombligo para asegurarte de que ambas medidas estén a la misma altura.

Si has ejecutado los ejercicios siguiendo las pautas, deberías notar una reducción de la cintura de entre 1 y 3 centímetros después de un minuto de entrenamiento. Por el contrario, si no se ha producido ninguna variación, entonces ¡estás haciendo algo mal! Si es así, echa otro vistazo a las indicaciones de las páginas 14 y 15 y a las pautas de la técnica del globo torácico de las páginas 52 y 53 antes de tu próxima sesión. Fíjate sobre todo en si estás aplicando bien la técnica de respiración, tensando y expandiendo el abdomen con fuerza.

Comprueba también si los brazos quedan un poco por detrás de las orejas cuando los levantas y los colocas a ambos lados de la cabeza, o si los codos forman un ángulo recto al juntar las manos por delante del pecho y no los dejas caer, pues son errores bastante habituales entre quienes llevan poco tiempo practicando esta rutina.

Si tu cintura se reduce al menos 1 centímetro, entonces ¡sigue así, lo estás haciendo fenomenal! Realízalo exactamente igual el resto de los días que entrenes.

6 ejercicios adicionales para no dar descanso a los abdominales

Una vez hayas dominado el ejercicio básico, prueba las otras seis modalidades, entre las que se incluye una variante un poco más avanzada.

Primero debes centrarte en controlar el ejercicio básico. Olvídate de que existen las otras seis modalidades, pues solo son ejercicios complementarios. Con el primero te bastará para conseguir una cintura definida y perder peso.

Si quieres trabajar alguna zona en particular del abdomen porque tienes algún objetivo concreto en mente, como despedirte del vientre flácido, de la grasa que sobresale por encima de los pantalones, de los michelines, de la barriguita o solo quieres definir más los abdominales, entonces adelante, ¡lánzate a probar las seis modalidades adicionales! Aunque no necesitas un motivo concreto para realizarlas, también puedes probarlas si sientes que el ejercicio básico ya no te supone un reto.

Las seis modalidades de abdominales de las que hablaremos a continuación toman como punto de partida el ejercicio básico y, al igual que este último, te ayudarán a conseguir un vientre plano y unos abdominales definidos. Pero antes, vamos a hablar un poco más sobre los músculos que conforman los abdominales.

Conoce a tus grandes aliados: los abdominales

Los abdominales están formados por cuatro músculos: el recto abdominal, los oblicuos externos, los oblicuos internos y el transverso. Además, hay un quinto músculo que interviene en los ejercicios y que juega un papel muy importante en tu camino por conseguir unos abdominales de infarto, y este es el iliopsoas, también conocido como psoas ilíaco.

Al comprender bien la función de estos músculos y trabajarlos con los ejercicios, lograrás unos abdominales envidiables. Veamos qué caracteriza a cada uno de estos músculos.

1. Recto abdominal

Es el músculo más superficial del abdomen y al que comúnmente nos referimos cuando hablamos de los abdominales. Se encarga sobre todo de permitir la flexión del tronco hacia delante, proteger los órganos internos, ejercer presión (por ejemplo, durante un ataque de tos, la defecación o el parto) y sostener los órganos en su sitio.

2. Oblicuos externos

Son unos músculos superficiales situados a ambos laterales de la pared abdominal que recorren el cuerpo desde los costados hasta el abdomen. Al igual que el recto abdominal, su función es proteger los órganos internos y participar en la contracción abdominal. Unos oblicuos externos fortalecidos son sinónimo de una cintura definida y de una buena postura, pues también se encargan de aportar estabilidad a la cadera.

Músculos que conforman el abdomen

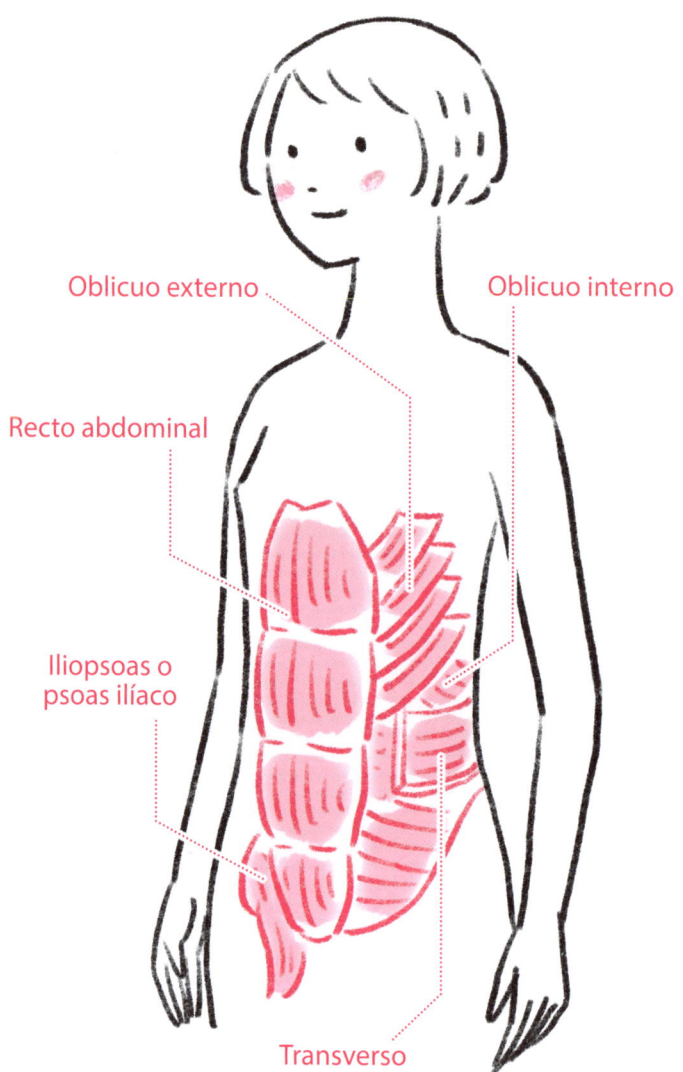

Oblicuo externo

Oblicuo interno

Recto abdominal

Iliopsoas o
psoas ilíaco

Transverso

3. Oblicuos internos

Son los músculos de los costados. Tanto los externos como los internos dan forma a la cintura, por lo que la distensión y la debilidad de los oblicuos internos son las causantes de la aparición de la flacidez alrededor de la cintura. También se encargan de dar estabilidad al tronco, por lo que fortalecerlos mejora y previene el dolor de espalda.

4. Transverso

Es el músculo interior, y el más profundo, de los que conforman los abdominales. También se le conoce como el «músculo corsé», denominación que refleja sus funciones de proteger los órganos internos, erguir el torso y comprimir la cavidad abdominal a la hora de, por ejemplo, toser o defecar. Debido a su ubicación, reforzar este músculo ayuda a definir la cintura, a corregir las espaldas arqueadas y a mejorar o prevenir el dolor lumbar junto con los oblicuos internos.

5. Iliopsoas o psoas ilíaco

El conjunto formado por los músculos ilíacos y el psoas mayor recibe el nombre de iliopsoas. Estos se ubican en lo más profundo de la cavidad torácica, por lo que no son músculos abdominales como tal, y son los que conectan el tren superior al inferior. Cuando estos músculos pierden fuerza, la espalda se arquea, los glúteos pierden firmeza y se hunden y el bajo vientre se vuelve flácido.

Ahora que conoces los músculos, toca aprender a trabajarlos.

Ejercicio para el recto abdominal

ELEVACIÓN DE PIERNA PARA ELIMINAR LA FLACIDEZ ABDOMINAL

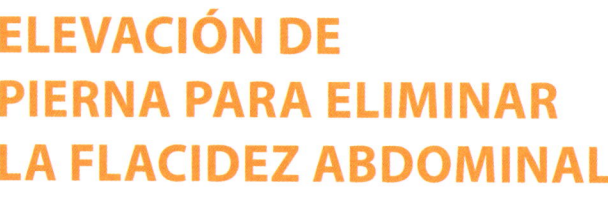

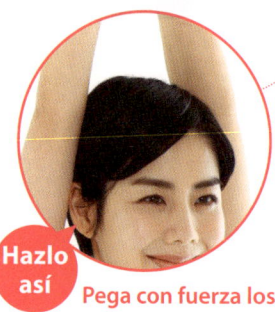

Hazlo así Pega con fuerza los brazos a la cabeza.

Postura

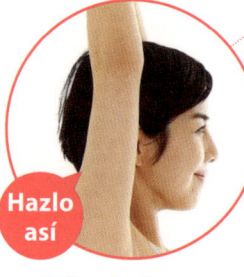

Hazlo así Coloca los brazos un poco por detrás de las orejas.

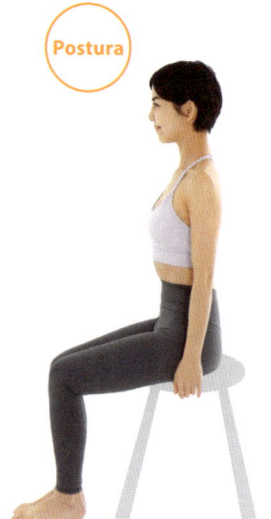

Siéntate con los pies juntos y mantén la espalda recta.

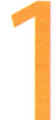

1

Estira los brazos hacia arriba y junta las palmas por encima de la cabeza mientras inhalas por la nariz y tensas el abdomen.

*Puede que sientas una ligera tensión entre la espalda y la cadera.

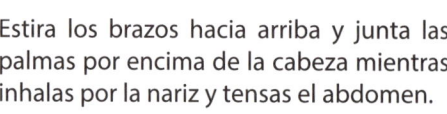

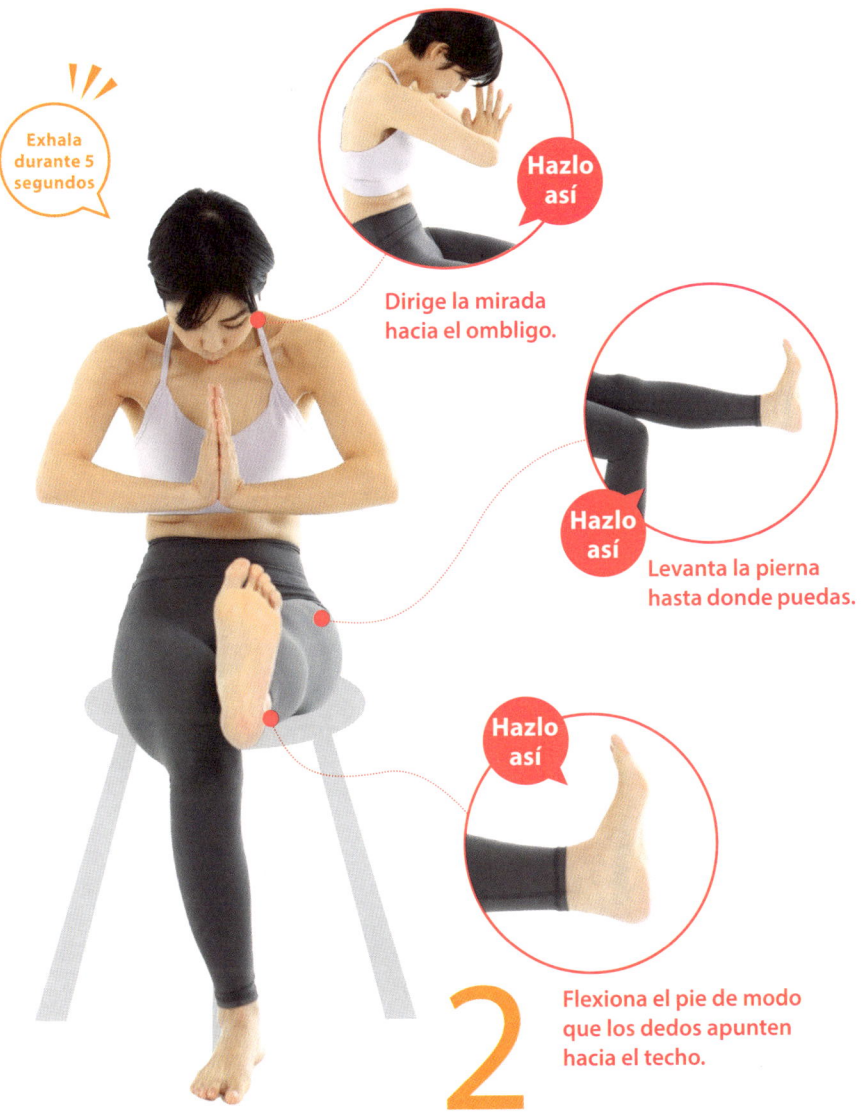

Exhala durante 5 segundos

Hazlo así

Dirige la mirada hacia el ombligo.

Hazlo así

Levanta la pierna hasta donde puedas.

Hazlo así

Flexiona el pie de modo que los dedos apunten hacia el techo.

2

Exhala por la boca durante 5 segundos, inflando las mejillas y expandiendo el abdomen, mientras bajas poco a poco las manos hasta que estén a la altura de tu pecho. Al mismo tiempo, redondea la espalda, baja la mirada y sube la pierna derecha estirada hasta que quede en paralelo al suelo.

*Puede que sientas una ligera tensión entre el pecho y los costados.

Repite 3 veces los pasos 1 y 2 alternando ambas piernas.

Ejercicio para los oblicuos externos

TORSIÓN DE TRONCO PARA DEFINIR LA CINTURA (OPCIÓN 1)

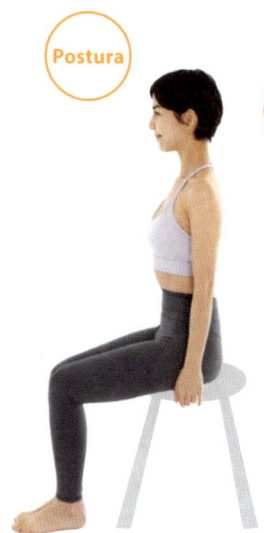

Postura

Hazlo así

Aprieta con fuerza las rodillas para trabajar la parte interna de los muslos. Puedes colocar un cuaderno fino o algo similar entre las rodillas para ayudarte a ejercer más presión.

Siéntate con los pies juntos y mantén la espalda recta.

1

Estira los brazos hacia arriba y junta las palmas por encima de la cabeza mientras inhalas por la nariz y tensas el abdomen. Rota el pecho ligeramente hacia el lado izquierdo.

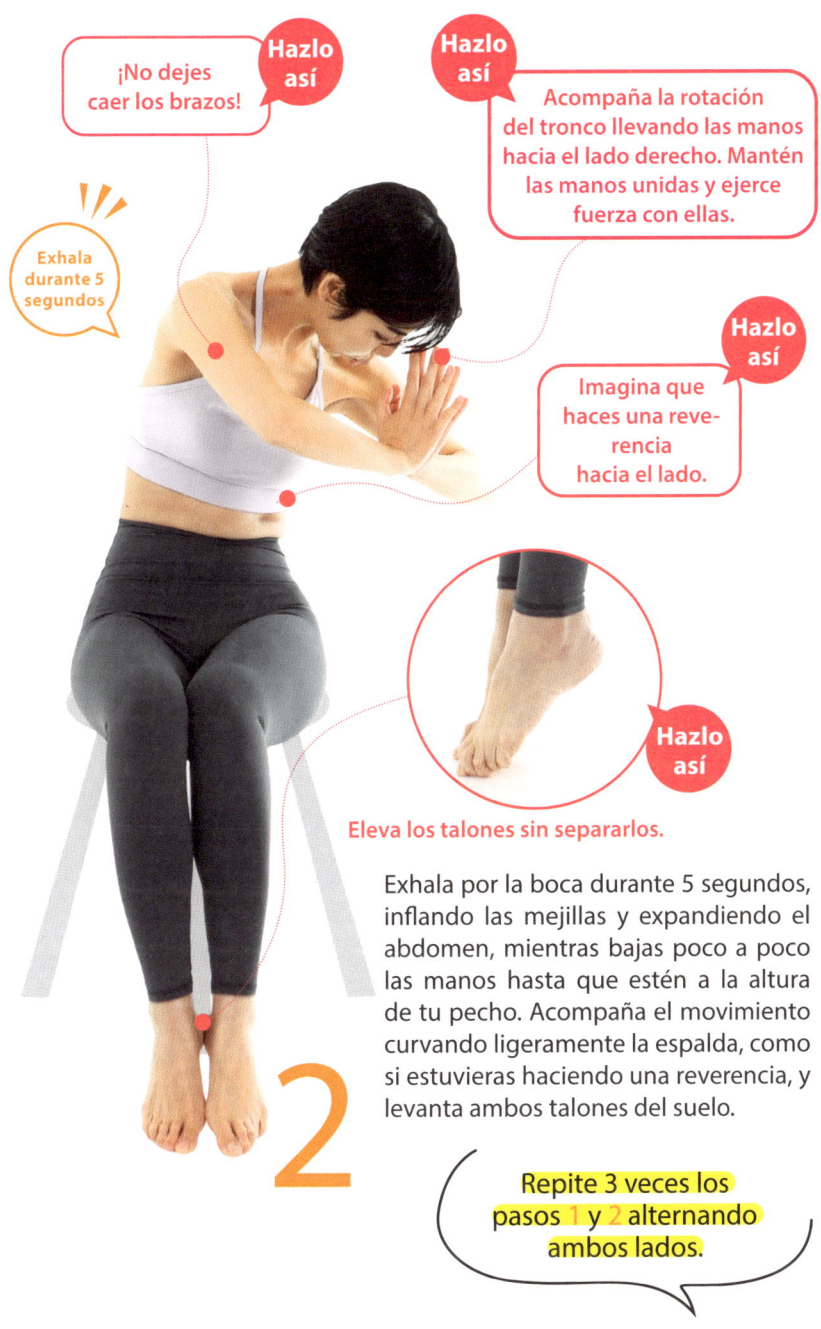

¡No dejes caer los brazos!

Hazlo así

Hazlo así

Acompaña la rotación del tronco llevando las manos hacia el lado derecho. Mantén las manos unidas y ejerce fuerza con ellas.

Exhala durante 5 segundos

Hazlo así

Imagina que haces una reverencia hacia el lado.

Hazlo así

Eleva los talones sin separarlos.

Exhala por la boca durante 5 segundos, inflando las mejillas y expandiendo el abdomen, mientras bajas poco a poco las manos hasta que estén a la altura de tu pecho. Acompaña el movimiento curvando ligeramente la espalda, como si estuvieras haciendo una reverencia, y levanta ambos talones del suelo.

2

Repite 3 veces los pasos 1 y 2 alternando ambos lados.

Ejercicio para los oblicuos internos

TORSIÓN DE TRONCO PARA DEFINIR LA CINTURA (OPCIÓN 2)

Postura

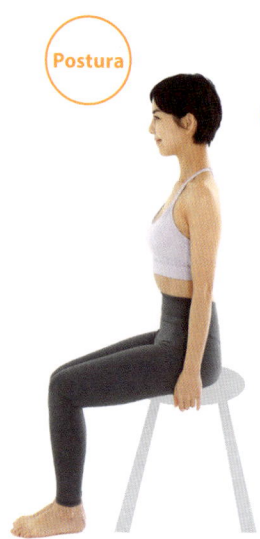

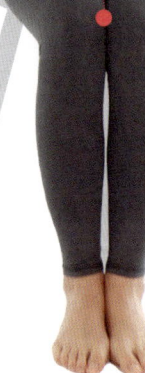

Hazlo así

Aprieta con fuerza las rodillas para trabajar la parte interna de los muslos. Puedes colocar un cuaderno fino o algo similar entre las rodillas para ayudarte a ejercer más presión.

Siéntate con los pies juntos y mantén la espalda recta.

1

Estira los brazos hacia arriba y junta las palmas por encima de la cabeza mientras inhalas por la nariz y tensas el abdomen.

* Puede que sientas una ligera tensión entre la espalda y la cadera.

2

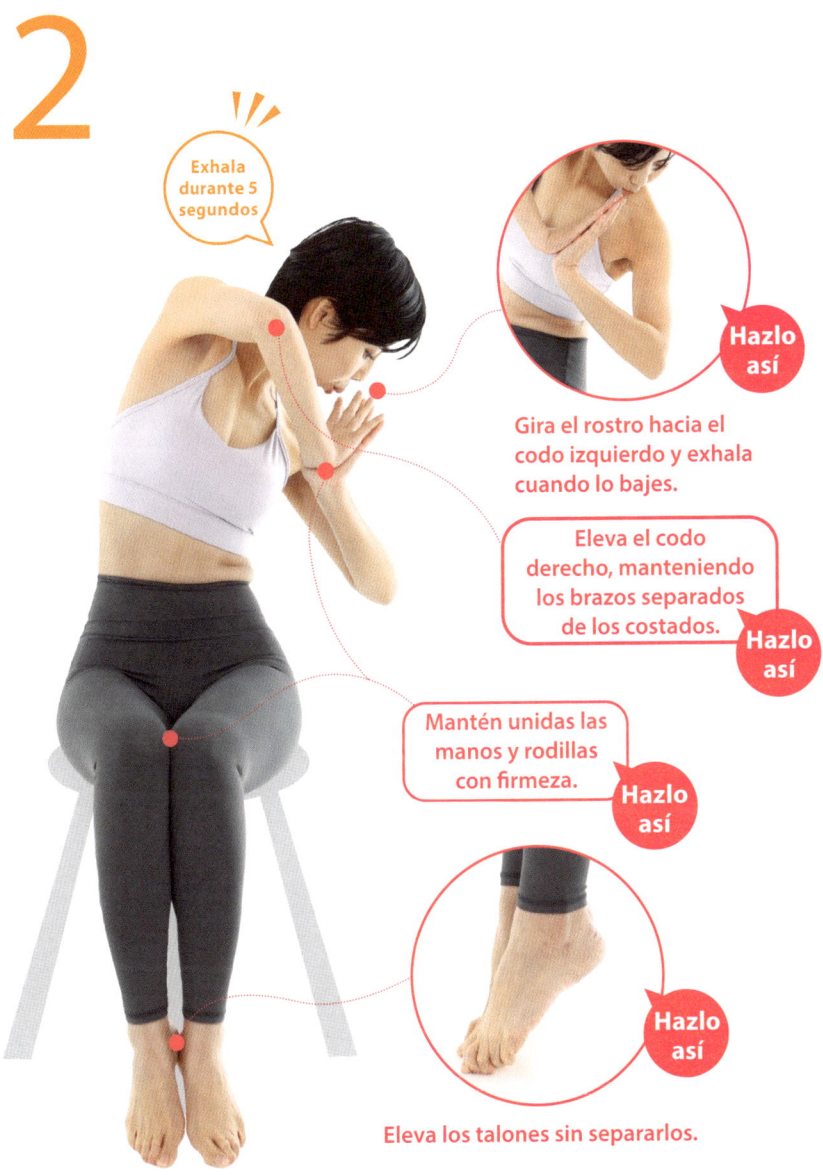

Exhala durante 5 segundos

Hazlo así

Gira el rostro hacia el codo izquierdo y exhala cuando lo bajes.

Eleva el codo derecho, manteniendo los brazos separados de los costados.

Hazlo así

Mantén unidas las manos y rodillas con firmeza.

Hazlo así

Hazlo así

Eleva los talones sin separarlos.

Rota el torso hacia la izquierda, baja poco a poco las manos hasta que queden a la altura del pecho y eleva los talones a la par que inclinas los codos. Exhala por la boca durante 5 segundos, inflando las mejillas y expandiendo el abdomen, con la vista puesta en el codo izquierdo.

Repite 3 veces los pasos 1 y 2 alternando ambos lados.

Ejercicio para el transverso

DEFINICIÓN DE LA CINTURA

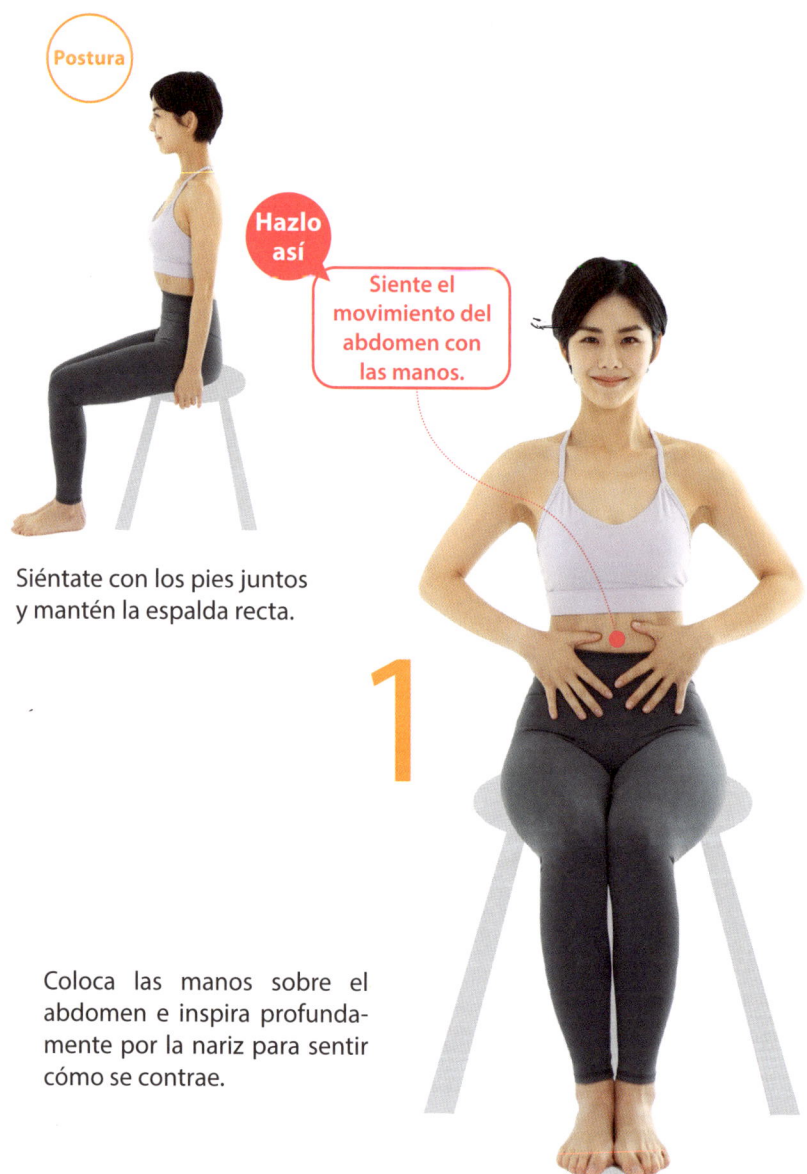

Postura

Hazlo así

Siente el movimiento del abdomen con las manos.

Siéntate con los pies juntos y mantén la espalda recta.

1

Coloca las manos sobre el abdomen e inspira profundamente por la nariz para sentir cómo se contrae.

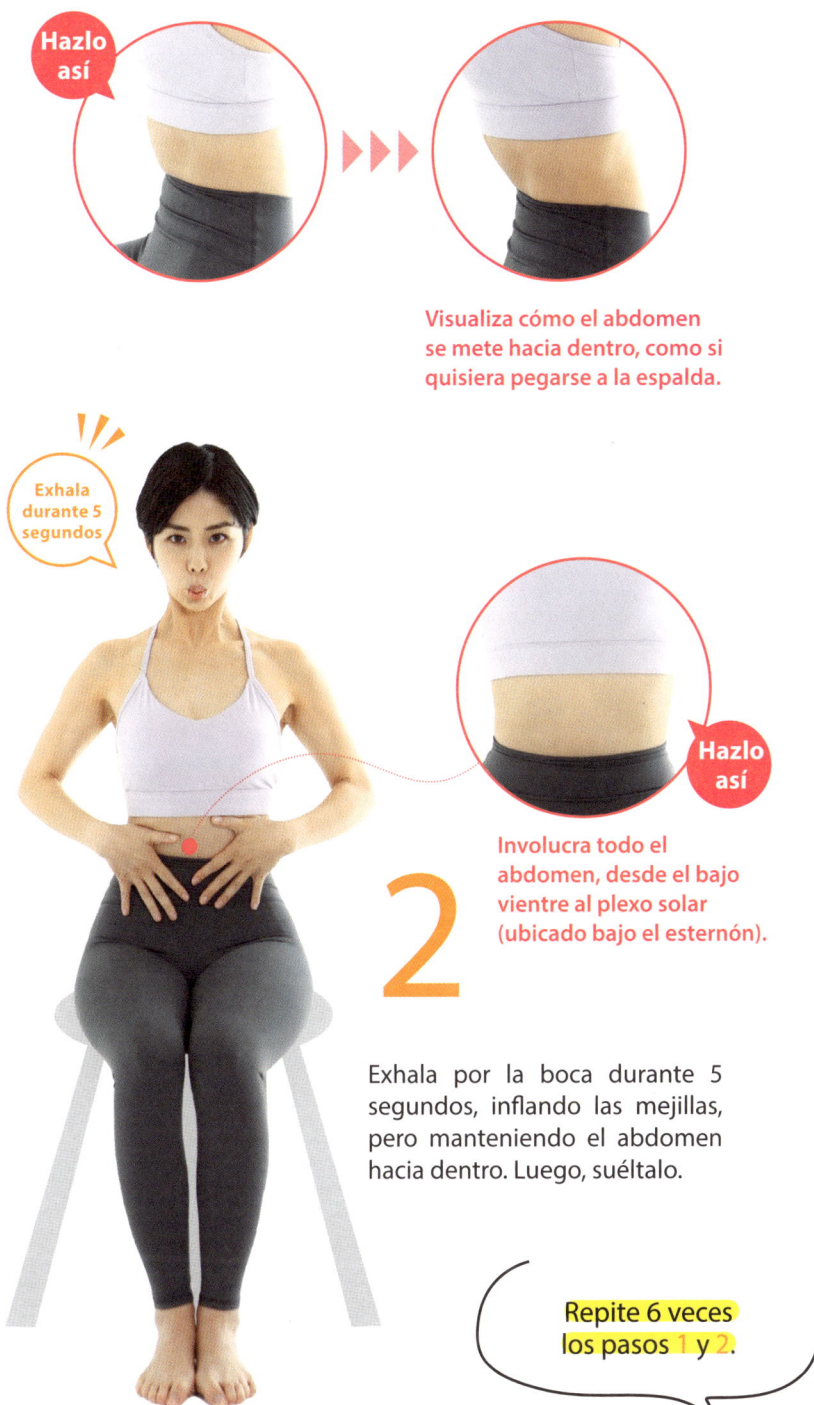

Visualiza cómo el abdomen se mete hacia dentro, como si quisiera pegarse a la espalda.

2

Involucra todo el abdomen, desde el bajo vientre al plexo solar (ubicado bajo el esternón).

Exhala por la boca durante 5 segundos, inflando las mejillas, pero manteniendo el abdomen hacia dentro. Luego, suéltalo.

Repite 6 veces los pasos 1 y 2.

Ejercicio para los iliopsoas

ELEVACIÓN DE PIERNA PARA ELIMINAR LA FLACIDEZ EN EL BAJO VIENTRE (OPCIÓN 1)

Postura

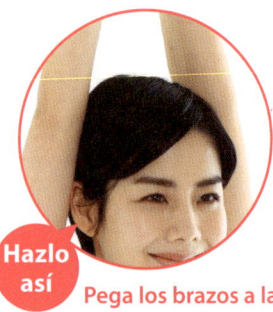

Hazlo así
Pega los brazos a la cabeza con fuerza.

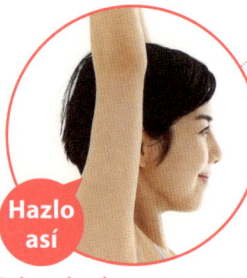

Hazlo así
Coloca los brazos un poco por detrás de las orejas.

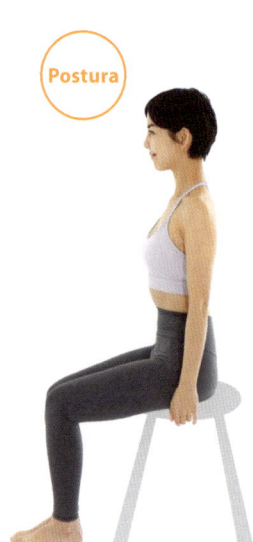

Siéntate con los pies juntos y mantén la espalda recta.

1

Estira los brazos hacia arriba y junta las palmas por encima de la cabeza mientras inhalas por la nariz y tensas el abdomen.

* Puede que sientas una ligera tensión entre la espalda y la cadera.

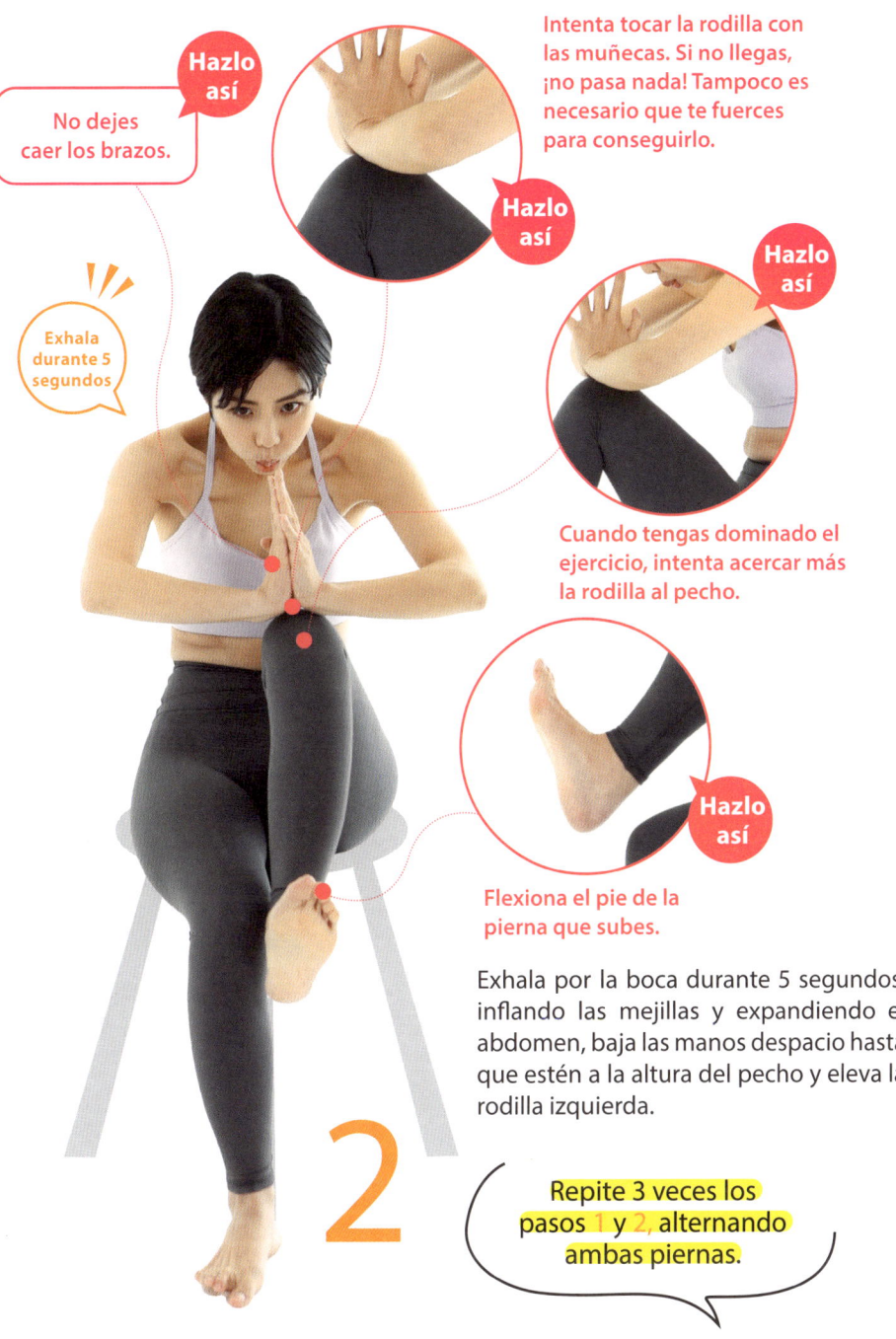

No dejes caer los brazos.

Hazlo así

Exhala durante 5 segundos

Intenta tocar la rodilla con las muñecas. Si no llegas, ¡no pasa nada! Tampoco es necesario que te fuerces para conseguirlo.

Hazlo así

Hazlo así

Cuando tengas dominado el ejercicio, intenta acercar más la rodilla al pecho.

Hazlo así

Flexiona el pie de la pierna que subes.

Exhala por la boca durante 5 segundos, inflando las mejillas y expandiendo el abdomen, baja las manos despacio hasta que estén a la altura del pecho y eleva la rodilla izquierda.

2

Repite 3 veces los pasos 1 y 2, alternando ambas piernas.

ELEVACIÓN DE PIERNA PARA ELIMINAR LA FLACIDEZ EN EL BAJO VIENTRE (OPCIÓN 2)

Ejercicio avanzado

Postura

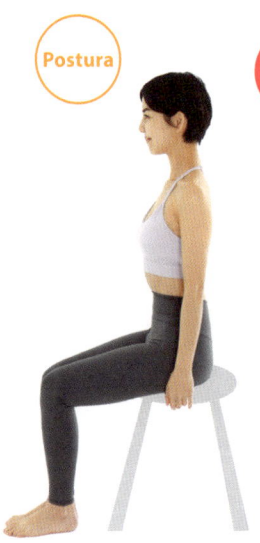

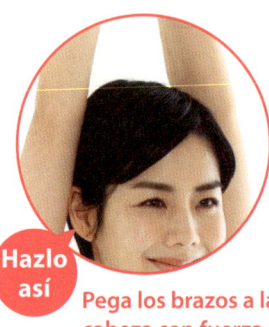

Hazlo así Pega los brazos a la cabeza con fuerza.

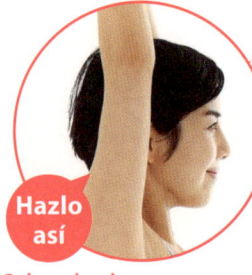

Hazlo así Coloca los brazos un poco por detrás de las orejas.

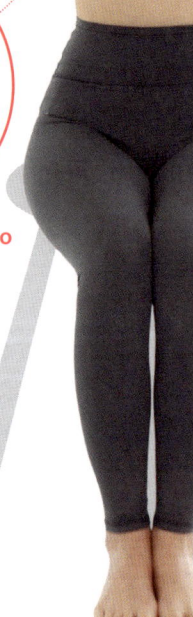

Siéntate con los pies juntos y mantén la espalda recta.

1

Estira los brazos hacia arriba y junta las palmas por encima de la cabeza mientras inhalas por la nariz y tensas el abdomen.

*Puede que sientas una ligera tensión entre la espalda y la cadera.

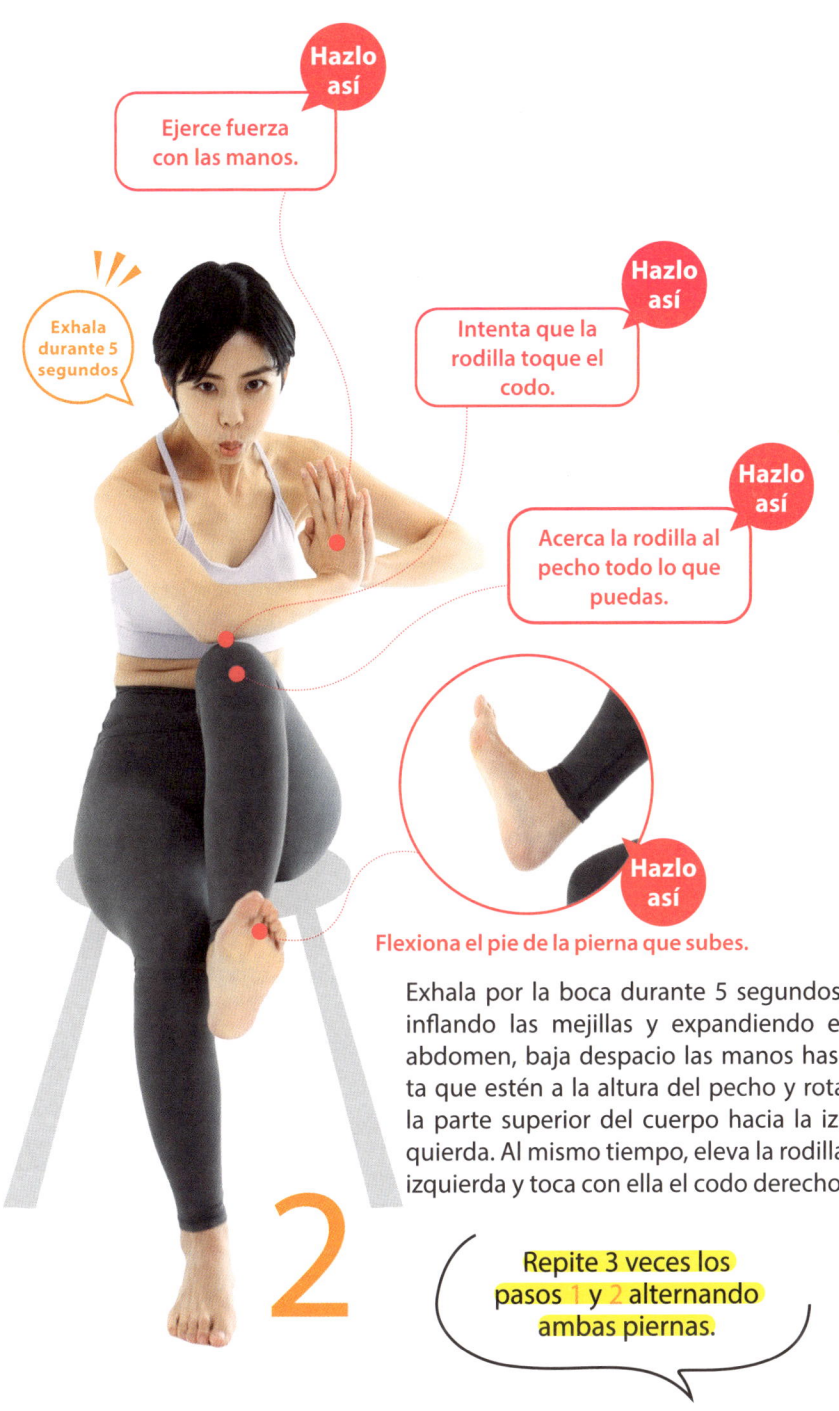

Hazlo así

Ejerce fuerza con las manos.

Exhala durante 5 segundos

Hazlo así

Intenta que la rodilla toque el codo.

Hazlo así

Acerca la rodilla al pecho todo lo que puedas.

Hazlo así

Flexiona el pie de la pierna que subes.

Exhala por la boca durante 5 segundos, inflando las mejillas y expandiendo el abdomen, baja despacio las manos hasta que estén a la altura del pecho y rota la parte superior del cuerpo hacia la izquierda. Al mismo tiempo, eleva la rodilla izquierda y toca con ella el codo derecho.

2

Repite 3 veces los pasos 1 y 2 alternando ambas piernas.

Adapta las sesiones de entrenamiento a tus necesidades

Ya conoces tanto el ejercicio básico como las seis modalidades adicionales, cinco de ellas más sencillas y una más avanzada; todos estos ejercicios te brindarán unos resultados increíbles con solo 1 minuto al día de entrenamiento.

El ejercicio básico es más que suficiente para equilibrar y fortalecer el torso, por lo que no tienes que realizar las otras variantes si no quieres. Pero si desearas probar otros ejercicios para aumentar la carga o si hay alguna zona concreta que desees trabajar más, entonces te animo a intentar cualquiera de las seis.

Si bien es cierto que puedes entrenar todos los días haciendo sesiones de 1 minuto, la cosa cambia cuando haces más de una serie. En este caso, intenta dejar uno o dos días de descanso a la semana para dar un respiro a los músculos.

Otra forma de trabajar los abdominales en tu día a día es mediante la «activación transversal», es decir, realizar una ligera compresión con los transversos durante pequeñas acciones cotidianas, como sentarte, levantarte, caminar… En términos comparativos, durante estas microcompresiones ejercerás en torno al 10-20 % de la fuerza total necesaria para flexionar el abdomen durante el ejercicio para definir la cintura (páginas 66 y 67).

La activación transversal es un pequeño ejercicio que te vendrá muy bien, ya que no solo ayuda a fortalecer aún más el abdomen, sino que también sirve para corregir la postura, aliviar la tensión acumulada en los hombros y el dolor de espalda, e incluso aumentar el consumo de calorías, con lo que se facilita la pérdida de peso. Y todo esto mientras haces tus actividades diarias, ¡no pierdes nada por intentarlo!

VÍDEOS EXPLICATIVOS DE LOS EJERCICIOS

Aquí encontrarás vídeos explicativos en japonés del ejercicio básico de abdominales y de las 6 modalidades adicionales.

Para acceder al contenido, solo necesitas tu teléfono móvil o una tableta con lector de códigos QR.

* Aunque los vídeos estén en japonés, se pueden seguir las instrucciones imitando a la mujer que realiza los ejercicios.

Parte **4**

CUIDA TU ALIMENTACIÓN

Controla tus niveles de glucosa

Si buscas obtener unos resultados visibles más rápido, entonces te recomiendo que cuides más tu alimentación. No es que debas hacer grandes esfuerzos para controlar el apetito, con que seas más consciente de qué comes, cuándo y cómo, bastará para aumentar la eficacia del plan de entrenamiento. En esta sección encontrarás unos cuantos consejos que te serán de gran ayuda.

Empezaremos hablando de los niveles de glucosa en sangre. Por lo general, asociamos unos niveles altos de glucosa a la diabetes, pero lo cierto es que a las personas sanas también les aumentan los niveles de glucosa después de comer.

Cuando el azúcar en sangre aumenta, el páncreas segrega insulina para reducirlo. No obstante, a partir de cierta edad, la cantidad de insulina que segrega el páncreas se reduce. El azúcar que queda en el torrente sanguíneo se convierte en triglicéridos, que son absorbidos por las células adiposas y provocan el consecuente aumento de peso. El proceso por el que los azúcares se transforman en grasas recibe el nombre de lipogénesis.

Como has visto, el azúcar se encuentra tras el aumento de peso, por no mencionar que también daña el interior de los vasos sanguíneos, en especial los capilares, al hacer que pierdan su elasticidad y se estrechen. Como consecuencia, los ojos, los dedos y los riñones, donde se acumulan muchos capilares, sufren graves daños que pueden derivar en ceguera, necrosis e insuficiencia renal, y poner en peligro la vida de la persona afectada.

Por ello es importante que vigiles tus niveles de glucosa en sangre, para evitar que los triglicéridos se disparen y puedas gozar de una buena salud.

Dependiendo de la persona, se pueden perder hasta 3 kg en dos semanas solo con reducir la ingesta de alimentos que eleven la glucosa, ¡y todo ello sin necesidad de pincharte insulina! Veamos cómo llevarlo a la práctica.

Relación entre la ingesta de alimentos y los niveles de glucosa en sangre

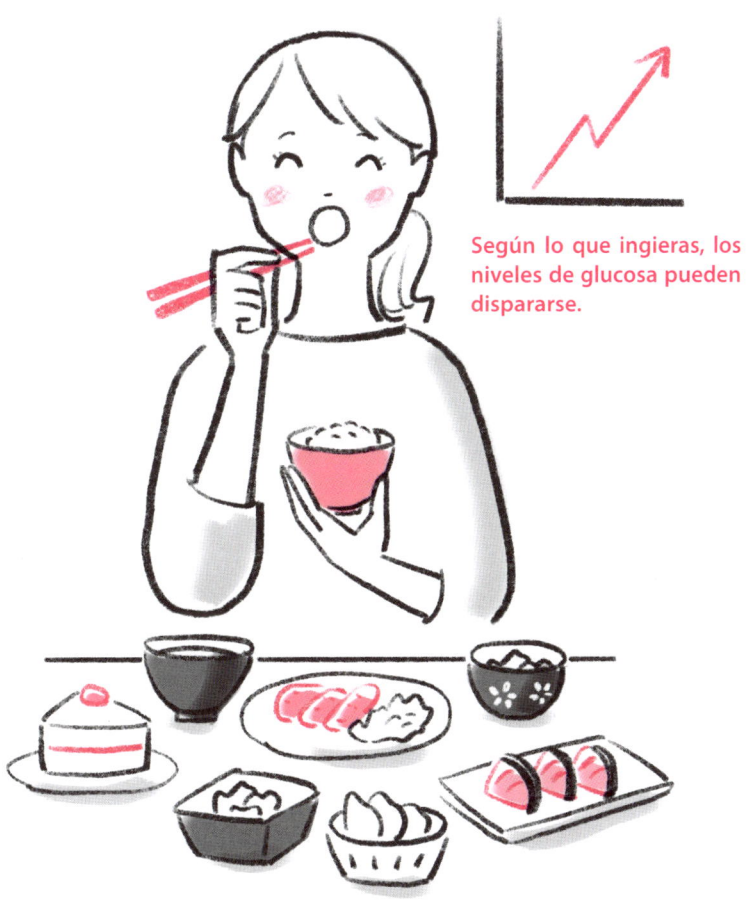

Según lo que ingieras, los niveles de glucosa pueden dispararse.

Recuerda: ¡el exceso de glucosa se convierte en triglicéridos!

Empieza por las verduras

Ingiere las verduras primero, antes incluso que el pan. De esta manera, reducirás los picos de glucosa en sangre. Porque sí, es importante lo que comes, pero también el orden en el que ingieres los alimentos.

Puedes ingerir cualquier verdura, sobre todo si tiene un alto contenido en fibra, aunque de entre ellas debes priorizar la fibra soluble, pues ayuda a ralentizar la absorción del azúcar y el colesterol.

La ingesta de fibra antes de consumir hidratos de carbono evita que se produzca un pico de glucosa. Existen muchos alimentos ricos en fibra soluble, como el *wakame,* el *kombu,* la *okra,* el *natto,* el *ñame* y la *molkhia,* que se caracterizan por su alta viscosidad. La avena, la cebada, el *hijiki,* la raíz de loto y las setas *shiitake* secas también contienen un alto porcentaje de fibra dietética.

Si bien es cierto que es recomendable consumir más fibra soluble, eso no significa que no incorpores fibra insoluble a tu dieta. Es importante que exista un equilibrio entre ambas, así que no dudes en ingerir bardana, brócoli y almendras a tus comidas.

Prioriza las proteínas

Además de las verduras, las proteínas también son un buen aliado para evitar los picos repentinos de glucosa en sangre. Está demostrado científicamente que las proteínas provocan la secreción de incretina, que estimula la generación de insulina y favorece que el aumento de glucosa tras las comidas sea más moderado.

Entre los muchos alimentos proteicos que existen, la leche es el más aconsejable. Aunque se dice que engorda, la realidad es que apenas tiene carbohidratos, es rica en proteínas y es el alimento más fácil de ingerir.

Sin embargo, dado que contiene grasas, es preferible consumir un solo vaso (200 ml) al día, y si es desnatada, ¡mejor!

Otros alimentos en la misma línea que la leche son los huevos y el *natto* (soja fermentada). Los huevos son un alimento muy completo y equilibrado a nivel nutricional. Hace años, existía la creencia de que comerlos en exceso elevaba los niveles de colesterol, pero el Ministerio de Sanidad, Trabajo y Bienestar Social confirmó que esa información era completamente falsa. En cuanto al *natto,* suele acompañarse con arroz, pero es mejor comerlo solo, pues la enzima anticoagulante presente en el *natto,* la *nattokinasa,* se desnaturaliza con el calor que desprende el arroz, lo que disminuye su efecto.

Ya hemos visto que ingerir las verduras y las proteínas primero evita que se produzca un pico de glucosa, pero en caso de tener que elegir, ¿qué debemos tomar primero, las verduras o las proteínas? A ser posible, lo mejor es empezar por las verduras, pero no existe una diferencia significativa que haga a una más efectiva que la otra, por lo que puedes empezar por lo que más te apetezca.

Picotea antes de las comidas

Ingiere las verduras y proteínas una media hora antes de sentarte a comer. De esta manera, no te comerás todos los alimentos de una sola vez y evitarás un aumento repentino de glucosa.

Puedes tomar un pequeño tentempié media hora antes de comer. Por ejemplo, un vaso de leche (200 ml), un poco de *natto* o unas verduras que hayas preparado.

Además de las verduras y las proteínas, existen otros alimentos que hacen que el aumento de la glucosa en sangre sea más moderado, aunque no son tan efectivos como los dos primeros. Veamos algunos de ellos:

El vino

El vino contiene ácido tartárico, un compuesto orgánico que ayuda a reducir los niveles de glucosa, por lo que puedes tomar una copa a modo de aperitivo. Los vinos dulces quedan descartados, pues estos sí que elevan los niveles de azúcar. El vino blanco seco es la opción perfecta.

El *maitake*

Las setas *maitake* contienen altos niveles de betaglucanos, un polisacárido que es capaz de reducir la glucosa en sangre y la síntesis de triglicéridos. La sopa de *maitake* es uno de los mejores remedios para mantener a raya la glucosa.

El vinagre de manzana

El ácido acético presente en el vinagre tiene la propiedad de ralentizar el proceso de absorción de la glucosa. Además, restringe parcialmente la síntesis de grasas y las descompone, lo que hace de él un aliado perfecto para perder peso.

Aun así, debes tener cuidado, pues muchos vinagres contienen un alto porcentaje de hidratos de carbono y su consumo eleva la glucosa. En cambio, el vinagre de manzana tiene un porcentaje muy bajo, por lo que puedes diluirlo en agua o gaseosa y bebértelo o usarlo como aliño en las ensaladas. Eso sí, es un poco más caro que el vinagre normal, pero sus beneficios para la salud son tantos que compensa comprar una botella.

El té verde

Está comprobado que la catequina, un isómero presente en el té verde, reduce los niveles de glucosa. El té verde es más efectivo si se prepara en forma de infusión con hojas de té en vez de comprarlo embotellado.

Investigaciones acerca de las propiedades del té afirman que la catequina también favorece la descomposición de la grasa corporal y reduce los niveles de colesterol. En ese aspecto, el té negro, el de soja negra y el de guayaba tienen unos efectos similares.

Ahora que conoces estas opciones para mantener a raya la glucosa, anímate a probarlas todas, pero recuerda tomarlas una media hora antes de comer. ¡No te arrepentirás!

Bebe dos litros de agua al día

El cuerpo humano está compuesto aproximadamente por un 60-70 % de agua, y perdemos hasta 2,5 litros en un día. Si el cuerpo no cuenta con suficiente agua, la sangre se vuelve más espesa y circula más despacio, lo que dificulta la distribución constante de los nutrientes que nuestro cuerpo necesita.

Muchos de mis pacientes y alumnos presentan dolencias (tensión en los hombros, dolores de cabeza o de espalda, fatiga…) sin saber que a menudo son consecuencia de la deshidratación.

Para acelerar el metabolismo y gozar de una buena salud, es esencial que la sangre circule bien y vaya cargada de nutrientes, y no hay mejor forma de asegurarse de ello que bebiendo 2 litros de agua al día.

La cantidad de agua que una persona puede absorber de una vez es de unos 200 ml, así que en lugar de forzarte a tomar 2 litros de golpe, bebe un vaso de agua cada hora para facilitar el metabolismo hídrico de tu cuerpo.

El agua del cuerpo tarda en reponerse aproximadamente un mes, pero si no se realiza una correcta hidratación, el agua «vieja» no se elimina y permanece en el organismo. Asimismo, la sangre se vuelve más espesa y lenta y el metabolismo se ralentiza, lo que puede derivar en obesidad y en otros tantos problemas de salud.

Una correcta hidratación te permitirá renovar cíclicamente el agua de tu cuerpo, además de ganar en salud y belleza. El agua mineral es la opción más recomendable, aunque también lo es el té de cebada.

Por otro lado, el té verde y el café contienen cafeína, un diurético, por lo que es mejor evitarlos, así como los zumos, ya que contienen un alto porcentaje de carbohidratos, y las bebidas alcohólicas, pues no contienen agua.

La hora perfecta para merendar

Se dice que la hora de la merienda es entre las cuatro y las cinco de la tarde, y hay un buen motivo para ello. El cuerpo humano se rige por el reloj circadiano, que regula los biorritmos. Una de las proteínas que interviene en dicha regulación es el BMAL1. Los niveles del BMAL1 varían a lo largo del día, pero cuando aumentan, se tiende a ganar peso, y cuando disminuyen, también lo hacen las probabilidades de engordar.

Los niveles de BMAL1 son inferiores alrededor de las cuatro de la tarde, lo que significa que es menos probable que ganes peso si picas algo a esa hora. Por el contrario, aumentan pasadas las nueve de la noche, hora a partir de la cual somos más propensos a engordar.

Si bien es cierto que es menos probable subir de peso picando algo entre las cuatro y las cinco de la tarde, es importante que previamente se haya desayunado y comido en condiciones. Tomar un tentempié a media tarde con el estómago vacío eleva los niveles de glucosa y, aunque los niveles de BMAL1 sean bajos, este «truco» no será tan efectivo como cabría esperar. Desayunar eleva los niveles de glucosa y estimula la segregación de insulina, y la comida te ayudará a continuar liberando insulina.

No obstante, debes evitar los excesos. Ingerir tarta o helado todos los días o una bolsa de patatas fritas entera supone un consumo excesivo de hidratos de carbono. Puedes merendar lo que quieras, pero siempre con moderación.

Cómo usar el alcohol en tu favor

A las voluminosas barrigas que tienen algunos hombres de mediana edad se las conoce como barrigas cerveceras, pero ¿es cierto que esta bebida engorda?

El azúcar presente en los alimentos es lo que transforma lo que comes y bebes en grasa. La cantidad de azúcar que contienen las bebidas alcohólicas es:

- Una lata de cerveza (350 ml): 12 g, equivalente a 4 sobres de azúcar.
- Un chupito de sake (50 ml): 6 g, equivalente a 2 sobres de azúcar.
- Medio vaso de vino tinto (100 ml): 3 g, equivalente a 1 sobre de azúcar.
- Medio vaso de vino blanco (100 ml): 3 g, equivalente a 1 sobre de azúcar.

Después de haber comparado las bebidas con sobres de azúcar, te parece mucho, ¿verdad?

En cambio, las bebidas destiladas, como el *shochu*, el *whisky* y el *brandy,* no contienen azúcar, por lo que son una mejor opción a las anteriores, aunque más que el alcohol, lo que de verdad debería preocuparte son los aperitivos que se sirven entre trago y trago, pues suelen tener muchos carbohidratos. De hecho, la cerveza por sí sola no produce un aumento significativo de la glucosa, son los aperitivos los que hacen que se dispare.

En estas situaciones, los frutos secos son el mejor acompañamiento, pues contienen muy pocos hidratos de carbono y son ricos en fibra, vitaminas y proteínas; eso sí, tienen muchas calorías, pero descuida, no engordan. Por supuesto, esto no quiere decir que debas comerlos en exceso. La ración perfecta de frutos secos es una bolsita o un puñado (equivalente a 15-25 g).

A partir de ahora, elige sabiamente qué tipo de alcohol consumes y los aperitivos que lo acompañan.

¡Hora de pasar a la acción!

A lo largo de esta parte hemos visto cómo la dieta puede ayudarte en tu camino para ponerte en forma, pero no es imperativo que apliques estos consejos. Mientras no te excedas comiendo o bebiendo, bajarás de peso simplemente dedicando 1 minuto al día a hacer los ejercicios. Aun así, los consejos de la parte 4 son muy fáciles de aplicar, de modo que intenta incorporar alguno de ellos a tu día a día para que los ejercicios sean más eficaces.

Si has llegado hasta aquí, ya sabes por qué este plan de entrenamiento es tan eficaz para fortalecer los abdominales, a pesar de la dificultad que entraña trabajar esta zona. Entre los beneficios que te proporcionará se encuentran una mejora del tono muscular del tronco y de la capacidad respiratoria, el alivio de la tensión de los hombros y del dolor lumbar, la corrección de la espalda encorvada, una mejora de la circulación y la pérdida de peso.

Seguro que aun habiendo llegado hasta el final del libro te seguirás preguntando si de verdad puedes conseguir todo lo que se menciona en el párrafo anterior con un minuto de ejercicio al día, y sí, por muy inverosímil que resulte, funciona de verdad. Si piensas que este programa no es más que un engañabobos, mídete la cintura antes y después de tu sesión de entrenamiento y comprueba el cambio por ti misma. Si logras una reducción de al menos 1 cm, significará que ha funcionado y que has iniciado tu camino hacia la pérdida de peso. Una vez hayas dado el primer paso, estarás más cerca de tener unos abdominales perfectos.

¡Acepta el reto y disfruta haciendo abdominales!

Reír adelgaza

¿Cuánto te ríes al día?

Reír, al igual que dormir y bañarse, es bueno para la salud y, además, ayuda a adelgazar. Cuando nos reímos, nuestro cuerpo segrega hormonas de la felicidad, como la serotonina, cuya función es regular el sistema nervioso autónomo de forma que nos inunde cierta sensación de calma. Sumado a esto, la serotonina es la hormona a partir de la cual se produce la melatonina, por lo que cuanto más altos sean los niveles de serotonina, mejor dormiremos.

Como ya mencionamos en la sección extra 1 (página 34), dormir bien previene la obesidad y ayuda a perder peso. El mero hecho de sonreírte frente al espejo engaña al cerebro para que libere hormonas de la felicidad, así que recuerda sonreír cada mañana cuando vayas a lavarte la cara al lavabo.

Durante una carcajada, los músculos del diafragma, el abdomen y el pecho se mueven al unísono. A más de uno nos ha dolido el estómago después de reírnos a mandíbula batiente, y eso es porque reírse es un ejercicio en sí mismo. Busca momentos en tu día en los que reírte, ya sea charlando con tus amigos o viendo un programa de humor.

Apéndice

RONDA DE PREGUNTAS

¿Debo ponerme a régimen?

Respuesta

Si consigues acostumbrarte a hacer los ejercicios a diario, tu metabolismo basal aumentará y tu cuerpo quemará grasa con más facilidad.

Por supuesto que una alimentación adecuada te ayudará a sacar un mayor provecho de la actividad física, pero no te impongas bajo ningún concepto un régimen que sea excesivamente restrictivo. Sin una correcta alimentación, los músculos no se desarrollan, y sin un mayor porcentaje de masa muscular, el metabolismo no se incrementa. Por no mencionar que el estrés causado por las restricciones alimentarias puede disminuir tu motivación para afrontar los ejercicios.

Si te preocupa tu alimentación, lee detenidamente la parte 4 e incorpora alguno de los consejos que hemos mencionado, pero, sobre todo, intenta hacer tres comidas ricas y nutritivas al día.

¿Cuál es el mejor momento del día para hacer los ejercicios?

Respuesta

Justo antes de darse un baño. Sumergirse en agua caliente después de haber hecho los abdominales mantiene activo el metabolismo, consume calorías y quema grasa.

El segundo mejor momento del día sería por las mañanas, pero no justo después de haberte levantado, pues supondría un gran esfuerzo para el corazón. Si antes bebes un vaso de agua y te das un tiempo para terminar de despertarte, hacer ejercicio será una buena manera de activar el metabolismo para que tu cuerpo queme grasa con mayor facilidad a lo largo del día.

También puedes hacer los ejercicios cuando te entre sueño y quieras despertarte, ¡volverás a ponerte en marcha en un abrir y cerrar de ojos!

Pregunta

¿Puedo hacer los ejercicios aunque me duela la espalda?

Respuesta

Depende del tipo y la gravedad del dolor, pero si tu médico te ha dicho que puedes hacer ejercicios de bajo impacto, entonces no habrá ningún problema. Es más, te vendrán bien para que el dolor remita.

Prueba primero con el ejercicio básico y, si te ves capaz, intenta realizar el ejercicio para definir cintura (páginas 66 y 67), pues uno de sus efectos es precisamente aliviar el dolor de espalda.

Tengo los hombros tan tensos que no puedo ni levantar los brazos, ¿podré hacer los ejercicios?

Respuesta

Los ejercicios son más efectivos si se involucran los brazos, pero si no puedes levantarlos, céntrate en respirar aplicando la técnica del globo torácico para tomar consciencia de los movimientos de expansión y contracción del abdomen.

También puedes realizar los abdominales para definir la cintura (páginas 66 y 67) en los que no necesitas mover los brazos.

Pregunta

No puedo levantar tanto las rodillas como la modelo de las fotos...

Respuesta

A medida que las mujeres envejecen, los iliopsoas pierden fuerza, lo que dificulta la elevación de las rodillas, pero eso no es algo que deba preocuparte. Si eres constante con el plan de entrenamiento, podrás elevarlas cada vez más y llegará un punto en que tus posturas serán como las que aparecen en el libro.

Muchas de mis alumnas tenían el mismo problema y lo lograron con persistencia y paciencia, así que no tires la toalla e inténtalo tú también.

No creo que pueda ser constante…

Respuesta

Comprendo muy bien a lo que te refieres.

Para ser constante, primero debes decidir cuándo harás los ejercicios, por ejemplo, antes de bañarte. Una vez hayas completado tu sesión de entrenamiento, haz una marca en el calendario o apúntalo en cualquier otro sitio que tengas a la vista. Cuantos más días señales, más satisfecha te sentirás y más motivada estarás para continuar. A final de mes, tu calendario será el recordatorio del esfuerzo que has invertido. Es un truco muy sencillo de aplicar y sorprendentemente eficaz.

Cuando se empieza a hacer ejercicio, el estado de ánimo y la motivación son claves, pero una vez haces de ello un hábito, sentirás que te falta algo el día que no lo hagas.

Por muy buenos que sean los ejercicios o el programa de entrenamiento, si no eres constante con ellos, no valen para nada. Precisamente por eso, estos ejercicios están pensados para que sean eficaces con tan solo 1 minuto al día. Ahora te toca a ti decidir cuándo quieres hacerlos e irlos anotando día a día. ¡Te acabarás enganchando!

¿De verdad veré algún cambio
con estos ejercicios?

Respuesta

Algunas personas ven resultados más rápido que otras, pero eso es algo que pasa con todos los programas de entrenamiento. Hay que tener en cuenta muchos factores, como el tono muscular con el que se empieza a entrenar, el metabolismo basal y nuestros hábitos, pero si eres constante y das un poco de margen a los ejercicios, los cambios llegarán.

Mucha gente no logra ver resultados porque se frustra y abandona antes de que los ejercicios empiecen a surtir efecto. En cambio, todas las modalidades de abdominales de este libro son eficaces y los efectos se notan desde la primera sesión, así que no dejes que las dudas te asalten y entrena.

Mi tránsito ha mejorado desde que hago ejercicio, ¿tiene algo que ver?

Respuesta

El movimiento de los abdominales durante el ejercicio produce una ligera presión sobre el intestino similar a la de un masaje, por lo que uno de los efectos derivados de entrenar es el alivio del estreñimiento.

Según una encuesta realizada por una empresa farmacéutica, alrededor del 20 % de hombres y más del 30 % de mujeres sufren de estreñimiento, entre ellas muchas de mis alumnas.

Las causas del estreñimiento varían de un caso a otro, pero con independencia de ello, el problema es que los intestinos no se mueven lo suficiente. Por ello, los abdominales de esta rutina irán de perlas a quienes sufren de esta dolencia. Si este es tu caso, haz los ejercicios antes de acostarte y verás que a la mañana siguiente no tienes problemas para ir al baño.

Despedida

No te gusta verte con unos kilos de más o quieres deshacerte de tu barriguita... Si tú también tienes algún complejo que hace que mirarte al espejo sea una experiencia desagradable y angustiosa, la solución para gustarte a ti misma es muy sencilla: cambia aquello que ves de ti que no te gusta.

«Pero ¿por dónde empiezo?», te preguntarás. La zona más agradecida para empezar son los abdominales porque los cambios son más visibles y notorios.

En cuanto percibas los cambios, te gustarás más y la confianza en ti misma aumentará exponencialmente. Ni tú te creerás lo bien y guapa que te verás. Incluso los pantalones que antes no podías ponerte, te sentarán de maravilla.

Con este libro lograrás mejorar tu físico fácilmente y sin esfuerzo. Los ejercicios están pensados para ayudarte a fortalecer los abdominales, con independencia de tu edad o sexo, y cuentan con la ventaja añadida de que pueden hacerse en cualquier momento y lugar.

La efectividad de estos abdominales radica en la constancia, así que confía en ellos y dedica los huecos libres que tengas a hacerlos.

Solo se vive una vez. ¿Qué prefieres, vivir amando tu cuerpo u odiándolo?

Espero de todo corazón que los ejercicios de este plan de entrenamiento contribuyan a que quienes adquieran este libro amen su cuerpo y disfruten de una vida rebosante de confianza y vitalidad.

Koichi Hoshino

Esperamos que haya disfrutado
de *Adelgaza sentado,* de Koichi Hoshino,
y le invitamos a visitarnos
en www.kitsunebooks.org,
donde encontrará más información
sobre nuestras publicaciones.

Recuerde que también puede seguir
a Kitsune Books en redes sociales
o suscribirse a nuestra *newsletter*.

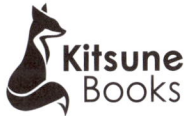

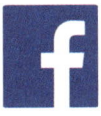   

  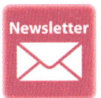